Dr. med. Annette Kaltwasser
Christoph Fuhr

Diabetes

Dr. med. Annette Kaltwasser
Christoph Fuhr

Diabetes

Hilfe für Betroffene und Angehörige

- Aktuelles zur Forschung, Diagnose, Behandlung, Vorbeugung
- Für mehr Wohlbefinden, Vitalität und Fitness
- Mit vielen praktischen Tipps und Serviceteil

HERBiG GESUNDHEITSRATGEBER

Die Ratschläge in diesem Buch sind von Autoren und Verlag sorgfältig geprüft, dennoch kann keine Garantie übernommen werden. Jegliche Haftung der Autoren bzw. des Verlages und seiner Beauftragten für Gesundheitsschäden sowie Personen-, Sach- und Vermögensschäden ist ausgeschlossen.

FSC
www.fsc.org
MIX
Papier aus verantwortungsvollen Quellen
FSC® C084279

Umschlaggestaltung: Wolfgang Heinzel
Satz: VerlagsService Dr. Helmut Neuberger
& Karl Schaumann GmbH, Heimstetten
Gesetzt aus der 11/15 pt. Bliss
Druck und Binden: Finidr s.r.o.
Printed in the EU
ISBN 978-3-7766-2712-1

Auch als ebook

www.herbig-verlag.de

Inhalt

Die Blutzuckermessung 115

Leben mit der Zuckerkrankheit 135

Folgeerkrankungen und Spätschäden 149

Anhang 169

Vorwort

Jeder dritte Patient, der in deutschen Krankenhäusern behandelt wird, hat Diabetes. Nach den Zahlen der Internationalen Diabetes Föderation steht Deutschland in Europa an der Spitze und hat die meisten Diabetiker. Bei uns sind 12 % der 20- bis 79-Jährigen betroffen, insgesamt sind das 7,5 Millionen Menschen.[1]

Diabetes ist eine Volkskrankheit

Doch viele Menschen wissen nicht, was für eine Krankheit Diabetes ist, wie sie entsteht, wer gefährdet ist, was bei einer Diagnose bedacht werden muss. Dieser Ratgeber informiert umfassend über die Krankheit, über Behandlungsmöglichkeiten und darüber, wie man im Alltag mit Diabetes umgehen sollte. Das Buch enthält Begriffserklärungen, Erläuterungen der Stoffwechselvorgänge und eine Darstellung der unterschiedlichen Diabetes-Typen. Auch erfahren Sie Wissenswertes über nicht medikamentöse und medikamentöse Behandlungsmöglichkeiten inklusive der Wirkung von Heilpflanzen, über mögliche Spätfolgen der Stoffwechselstörung und deren Vorsorgemöglichkeiten.

Sowohl als medizinischer Laie als auch als Betroffener und Angehöriger erhalten Sie bei der Lektüre unseres Buchs viele praktische Tipps: z. B. wann, wo und wie der Blutzucker gemessen wird, wie die Utensilien fachgerecht entsorgt werden, welche Messfeh-

lerquellen es gibt und wie hoch der Blutzuckerwert sein sollte. Hinzu kommen Informationen für den Alltag: Hinweise auf Gefahrensituationen und wie damit umzugehen ist, Diabetes und Ernährung, Diabetes und Reisen, Diabetes und Sport etc. Wir zeigen anhand von Fallbeispielen aus der allgemeinärztlichen Praxis, dass ein Alltagsleben in hoher Lebensqualität möglich ist.
Wie Sie dieses Buch und die darin enthaltenen Informationen nutzen, hängt auch von Ihren eigenen Zielen und der Zeit ab, die Ihnen zur Verfügung steht. Vielleicht haben Sie gerade erfahren, dass Sie Diabetiker sind und erwarten wichtige Basisinformationen? Vielleicht wissen Sie schon lange von Ihrer Krankheit und möchten Ihr Hintergrundwissen vertiefen? Vielleicht sind Sie auch Angehöriger oder interessieren sich ganz allgemein für eine Erkrankung, die in dramatischer Weise nicht nur in Deutschland, sondern auch in vielen anderen Teilen der Welt für negative Schlagzeilen sorgt, weil immer mehr Menschen betroffen sind.
Eines sollten Sie nicht vergessen: Dieses Buch kann Ihnen Hintergrundinformationen liefern und kann Sie vielleicht auch motivieren, sich mit diesem oder jenem Teilaspekt der Erkrankung ausführlicher zu beschäftigen. Wenn Sie Diabetiker sind, führt allerdings kein Weg an einer engen Abstimmung mit Ihrem behandelnden Arzt vorbei. Suchen Sie immer wieder das Gespräch mit ihm, klären Sie mit ihm Ihren Umgang mit der Erkrankung und das richtige Verhalten in Notsituationen. Nur dann sind Sie auf der sicheren Seite.

Einleitung

Das Wichtigste zuerst: Ein Diabetiker, der gut eingestellt und behandelt ist, ist gesund unter der Bedingung, dass seine Stoffwechselführung stimmt. Das sagt ein Mann, der von Experten als »Beckenbauer« seines Fachs bezeichnet wird: Professor Dr. Hellmut Mehnert, ehemaliger Chefarzt der Medizinischen Klinik des Krankenhauses München-Schwabing, weiß, wovon er spricht. Mehr als 50 Jahre seines beruflichen Lebens hat sich der 1927 geborene Hormonspezialist mit Diabetes beschäftigt.

Diabetiker können ein gesundes Leben führen

In dieser Zeit ist die Zahl der an Diabetes Erkrankten signifikant gestiegen. Jeder fünfte Patient, der heute die Praxis eines Allgemeinmediziners besucht, ist Diabetiker. 95 % davon sind Typ-2-Diabetiker. Nach Zahlen der Internationalen Diabetes Föderation liegt Deutschland damit in Europa auf Platz 1.

Dabei wäre es eine für viele vermeidbare Erkrankung, denn eigentlich wissen wir es, wollen es aber nicht immer hören: Hauptursachen des Typ-2-Diabetes sind vor allem Übergewicht und Bewegungsmangel. Fettleibigkeit breitet sich explosionsartig aus, in den Mitgliederstaaten der Organisation für wirtschaftliche Zusammenarbeit und Entwicklung war bereits im letzten Jahr im Schnitt jeder Zweite übergewichtig und jedes dritte Kind zu dick.

Bei uns in Deutschland brachten 2010 60 % der Männer und knapp jede zweite Frau (45 %) nach der Definition der WHO zu viele Kilo auf die Waage. Nach WHO-Definition ist ein Erwachsener mit einem Body-Mass-Index (BMI) zwischen 25 und 30 übergewichtig; was darüber liegt, fällt in die Kategorie Fettleibigkeit. Der BMI berechnet sich aus dem Gewicht in Kilogramm geteilt durch die Körpergröße in Metern zum Quadrat. Die deutsche Gesellschaft für Ernährungsmedizin e.V. (DGE) differenziert weiter und unterscheidet zwischen Frau und Mann: Wegen der höheren Muskelmasse setzt sie die Grenze für Übergewicht beim Mann bei 25, bei der Frau bei 24.

Inzwischen liest man in der Presse Berichte, nach denen Übergewicht und gering gradige Adipositas sowohl bei Patienten, die bereits chronisch erkrankt sind, als auch bei älteren Menschen offenbar schützend wirken. In der Ärzteschaft werden diese Berichte zum jetzigen Zeitpunkt kontrovers diskutiert. Klar ist: Wenn die Zuckerkrankheit in jungen Jahren oder im mittleren Lebensalter neu entdeckt wird, dann sind Normalgewicht und ausreichende körperliche Bewegung wichtige Eckpfeiler, um Folgeerkrankungen zu verzögern oder gar zu verhindern.

Dass Diabetes eine große medizinische und gesellschaftliche Herausforderung ist, zeichnet sich seit Langem ab. Bereits im Oktober 1989 trafen sich Vertreter der Gesundheitsministerien der europäischen Länder bei einer von der WHO organisierten Konferenz im italienischen St. Vincent, um eine Strategie gegen die Volkskrankheit Diabetes und seine Spätfolgen zu entwickeln.

Inzwischen schlägt auch die Organisation für Entwicklung und Zusammenarbeit in Europa (OECD) Alarm. »Allein in Europa erreichen die Ausgaben zur Therapie von Diabetes und daraus resultierender Komplikationen 90 Milliarden Euro jährlich«, warnte Mitte 2012 OECD-Generaldirektor Yves Leterme. Er will negative Auswirkungen auf die Beschäftigung und den Wohlstand in Zukunft nicht ausschließen. 83 Millionen Menschen leiden derzeit in den OECD-Ländern an Diabetes; 2030 könnten es 100 Millionen sein. Und das Kernproblem ist überall gleich: Übergewicht. Die gesundheitspolitische Diskussion um Diabetes als Volkskrankheit geht weiter. Im September 2012 hat die Deutsche Diabetologische Gesellschaft auf die extrem hohe Zahl von Amputationen in Deutschland hingewiesen. 40 000 von insgesamt 60 000 Amputationen pro Jahr seien die Folge von Diabetes, »die meisten ließen sich vermeiden«.[1]

Es besteht dringender Handlungsbedarf

Aus Expertensicht gilt Diabetes als einer der größten Kostentreiber im Gesundheitssystem. Angesichts dieser Zahlen und Warnungen gewinnt das Thema Prävention, also die Frage, wie es gelingen kann, Diabetes zu verhindern, zunehmend an Bedeutung. Wer aber steht in der Pflicht zu handeln? Die Politik und/oder die Krankenkassen? Oder doch der Einzelne? Immer wieder diskutiert wird die Idee einer Nationalen Diabetes-Strategie, mit der alle Kräfte gebündelt werden könnten. Befürworter versprechen sich dabei vor allem Impulse mit Blick auf die Früherkennung des Typ-2-Diabetes.

Bei der Debatte wird immer wieder deutlich, dass es bei vielen Menschen zum Teil eklatante Informationsdefizite gibt, wenn es um das Thema Diabetes geht. Dieser Ratgeber will mit dazu beitragen, dass sie abgebaut werden. Wir wollen informieren, Ängste nehmen und vermitteln, dass ein Alltagsleben in hoher Lebensqualität möglich ist – wenn die Einstellung des Stoffwechsels stimmt und die Erkrankung vom Patienten akzeptiert wird. Eine

Grundbotschaft dieses Ratgebers ist die Motivation zur Lebensstiländerung, um subjektives Wohlbefinden, Vitalität und Fitness »leben und genießen zu können«.

Diabetes: Ursachen und Typen

Diabetes mellitus ist eine Störung des Energiestoffwechsels. Das Leitsymptom ist der dauerhaft erhöhte Zuckerspiegel im Blut (Hyperglykämie). Die Ursachen sind ganz unterschiedlich: Nach der Ursache hat die Weltgesundheitsorganisation die Stoffwechselerkrankung in unterschiedliche Typen eingeteilt: In 5–10 % der Fälle liegt ein Typ-1-Diabetes vor. Weil diese Form überwiegend im Kinder-, Jugend- oder jungen Erwachsenenalter auftritt, heißt der Typ auch jugendlicher oder »juveniler« Diabetes. Viele dieser Patienten erkranken im Alter zwischen zehn und 15 Jahren. Im Kindesalter ist der juvenile Diabetes eine der häufigsten Erkrankungen. Von 1000 Kindern sind im Durchschnitt etwa drei betroffen.

Es gibt zwei Hauptformen: Typ-1- und Typ-2-Diabetes

Das Gros der Zuckerkranken zählt zur Gruppe der Typ-2-Diabetiker, das sind mehr als 90 % aller Betroffenen. Der Typ-2-Diabetes tritt auf, wenn bei oft gleichzeitig vorliegender genetischer Veranlagung Übergewicht, hohe Blutfette, Blutdruckerhöhung und erhöhte Harnsäurewerte hinzukommen. Die Ärzte nennen diesen Symptomenkomplex das metabolische Syndrom oder auch Wohlstandssyndrom.

So funktioniert der Stoffwechsel bei gesunden Menschen

Um zu verstehen, was Diabetes ist, ist es wichtig, die Stoffwechselvorgänge zu kennen. Für jeden Körper ist Zucker lebenswichtig. Ohne diesen Energielieferanten wäre keine Körperfunktion dauerhaft möglich. 14 Esslöffel Zucker verbrennt allein das Gehirn pro Tag, das sind rund 140 Gramm Traubenzucker.

Der Körper braucht Zucker zum Leben

Zucker wird dabei aus Kohlenhydraten gewonnen. Kohlenhydrate, Fette und Eiweiße – das sind die Nährstoffe, die bei der Verdauung im menschlichen Darm in einzelne Bausteine gespalten werden: Fette in Glycerin und Fettsäuren, Eiweiße in Aminosäuren und Kohlenhydrate in Glucose, den Brennstoff- und Energielieferanten.

Kohlenhydrate setzen sich aus einzelnen Bausteinen zusammen. Einfachzucker (Glucose, Fructose) bestehen aus einem Baustein. Zweifachzucker sind aus Einfachzucker zusammengesetzt (z.B. Haushaltszucker). Mehrfachzucker bestehen aus mehreren hundert Einfachzuckern.

Wie aufwendig die Kohlenhydratverdauung ist, hängt davon ab, wie viele Bausteine der Zucker jeweils hat. Je kleiner, je einfacher der Baustein ist, desto leichter kann er ins Blut und von dort in die Zellen gelangen. Dort liefert er die Energie.

Kohlenhydrate werden im Darm zu einfachen Zuckerbausteinen gespalten

Am einfachsten funktioniert das mit der Glucose, einem Einfachzucker. Aber auch bei der Fructose (Fruchtzucker) ist die Umwandlung wenig aufwendig. Das bedeutet: die Kohlenhydrate Glucose und Fructose schaffen es ruck zuck, über den Darm ins Blut und von dort ins Gehirn zu wandern. Genauso

schnell funktioniert das mit dem Haushaltszucker, der zu gleichen Teilen aus Glucose und Fructose besteht.
Komplizierter wird es zum Beispiel bei Brot oder Nudeln. Sie bestehen aus einer Kette von Glucosebausteinen, und die müssen in den Schleimhäuten des Dünndarms zunächst in Einfachzucker gespalten werden.
Wie schnell diese Arbeit im Dünndarm abläuft, hängt von mehreren Faktoren ab. Hatten Sie eine Mahlzeit mit viel Fett auf dem Esstisch, dauert es entsprechend länger, denn dann wandert der Speisebrei recht langsam durch Magen und Darm. Auch wenn Sie Ihren Teller reichlich gefüllt und beim Essen richtig zugeschlagen haben, müssen Sie danach mit zeitlichen Verzögerungen rechnen, bis die Glucose das Blut erreicht. Magen und Darm haben unter diesen Bedingungen einfach mehr zu tun.

Der lange Weg der Glucose

Ob langsam oder schnell: Am Ende kommt die Glucose im Blut an. Gesunde Menschen kommen im nüchternen Zustand auf 80 bis 100 mg Traubenzucker pro 100 ml Blut. Nach einer Mahlzeit steigt der Blutzuckergehalt auf etwa 140 mg Traubenzucker pro 100 ml Blut an.
Meistens nimmt man mehr Zucker zu sich als nötig. Ein Teil dieses Überschusses wird in einer Speicherform, dem Glykogen, in Muskeln und Leber eingelagert. Darüber hinaus wird Glucose auch in Fettzellen gespeichert und dazu in Speicherfett umgewandelt.

Nachts im Schlaf verbraucht jeder Mensch Energie, und auch bei sportlicher Aktivität braucht der Körper seinen Speichervorrat. Er holt sich dann das in der Leber gespeicherte Glykogen zurück, das wieder zu Glucose aufgespalten wird. Die Muskelzellen sind weniger freigiebig, sie nutzen das Glykogen ausschließlich zur Deckung ihres eigenen Energiebedarfs.

Insulin ermöglicht es den Zellen, Glucose aufzunehmen

Damit der komplexe Zuckerstoffwechsel reibungslos funktionieren kann, sind Helfer-Hormone notwendig: Das Hormon Insulin bewirkt, dass die Zellen in den Geweben Glucose aus dem Blut aufnehmen. Es wird in den Langerhans'schen Inseln (auch Inselzellen oder Beta-Zellen genannt) der Bauchspeicheldrüse (das Pankreas) gebildet. In dieser etwa 60–100 Gramm schweren und 15–20 Zentimeter langen Drüse werden auch noch andere Hormone produziert. Zum Beispiel das Glucagon. Es ist der Gegenspieler des Insulins.

Ein gesundes Pankreas eines Erwachsenen hat etwa eine Million Inselzellen. Nach einer Mahlzeit schüttet das Pankreas Insulin ins Blut aus. Es dockt an den Rezeptoren der Zielzellen an, sodass die Glucose die Zellwand passieren kann. Nicht nur Muskelzellen verfügen über diese Rezeptoren, sondern auch Fettzellen. Hier wird Glucose zu Fett umgebaut. Gleichzeitig bewirkt das Insulin, dass das Speicherfett langsamer abgebaut wird. Nur Nervenzellen und rote Blutkörperchen können den Traubenzucker ohne Insulin aus dem Blut aufnehmen.

Ohne Insulin bekommt der Körper keine Energie

Funktioniert dieser Mechanismus nicht, dann gibt es über kurz oder lang große Probleme: Ohne Insulin bleibt die Glucose im Blut – kann also die Zellen nicht mit Energie versorgen.

Die Nierenschwelle

Der Anteil der Glucose im Blut wirkt sich unmittelbar auf die Arbeit der Nieren aus. Jeden Tag filtern die Nieren etwa 170 Liter an Primärharn aus dem Blut. Am Ende bleiben allerdings nur etwa ein bis zwei Liter übrig, die dann tatsächlich als Sekundärharn in die Blase wandern und ausgeschieden werden. Die größere Menge wird von der Niere »rückresorbiert«, also dem Blutkreislauf wieder zur Verfügung gestellt. Bei diesem Prozess wird auch Glucose zurückgeholt. Menschen mit intakter Insulinfunktion und normalen Blutzuckerwerten, haben wenig Zucker im Urin.

Ab einer bestimmten Menge an Glucose verweigern die Nieren allerdings die Rückführung. Das ist die Nierenschwelle. Man könnte sie als eine Art Überdruckventil bezeichnen. Die Schwelle beginnt normalerweise bei Blutzuckerwerten von etwa 160–180 mg/dl (8,9–10 mmol/l). Ist die Schwelle überschritten, wird mehr Glucose mit dem Urin ausgeschwämmt.

Wird ein entsprechender Farbteststreifen in Urin gehalten, kann man orientierend Auskunft gewinnen, ob überhaupt und wenn ja, wie viel Zucker im Urin ist. Die Diagnose Diabetes kann man mit dem Teststreifen nicht stellen, er liefert nur eine grobe Information. Bei normaler Stoffwechselfunktion und ohne »Zuckerexzesse« erwartet man ein negatives Testergebnis. Das heißt: kein Zuckernachweis im Urin. Bei dauerhaft hohen Blutzuckerspiegeln ist auch der Zuckergehalt im Urin positiv. Und dann ist auch der Test positiv.

Urinstreifen zeigen den Zuckergehalt an

Sind die Nieren bereits durch die Zuckererkrankung geschädigt, kann man diesen Test nicht mehr werten. Und bei Schwangeren wird sogar ein positives Testergebnis erwartet, weil bei ihnen

bereits bei niedrigeren Blutzuckerspiegeln Zucker im Urin ausgeschieden wird. Das ist bei werdenden Müttern ganz normal und per se nicht krankhaft.
Die Glucose zieht immer auch Wasser mit sich, das zusätzlich über den Urin ausgeschieden wird und dem Körper damit verloren geht. Bei hohen Blutzuckerspiegeln wird also auch viel Wasser »mitgerissen«. Die Folgen sind häufiges Wasserlassen und ständiges Durstgefühl.
Hinzu kommt: Der mit der Mahlzeit angestiegene Blutzuckerspiegel bleibt bei Diabetikern hoch. Das macht auf Dauer krank. Doch wie kommt es dazu?

Typ-1-Diabetes – wenn das Immunsystem die eigenen Zellen angreift

Typ-1-Diabetes ist eine Autoimmunerkrankung

Beim Typ-1-Diabetes greift das körpereigene Immunsystem die Hormon produzierenden Zellen an und zerstört sie. Es handelt sich um eine Autoimmunkrankheit. Dabei reagiert der Körper mit einem Entzündungsprozess gegen das eigene Gewebe. Es kommt zum Zelltod der Hormon produzierenden Zellen in der Bauchspeicheldrüse.
1869 hat der deutsche Pathologe Paul Langerhans in der Bauchspeicheldrüse die Inselzellen entdeckt. Weil das blutzuckersenkende Hormon aus diesen Zellinseln stammt, heißt es auch so: Insulin. Die Langerhans-Inseln machen nur etwa zwei Prozent

des gesamten Gewebes unserer Bauchspeicheldrüse aus. Hier gibt es mehrere Zelltypen. Etwa drei Viertel davon sind Betazellen, die das blutzuckersenkende Hormon produzieren. Knapp jede fünfte Inselzelle ist eine Alphazelle, die den Hormongegenspieler liefert. Außerdem produziert die Bauchspeicheldrüse noch Hormone, die Wachstum und Appetit anregen.

Unbehandelt führt juveniler Diabetes zum Tod

Sterben beim Typ-1-Diabetes die Inselzellen ab, kann der eigene Körper nicht mehr für eine ausreichende Insulinproduktion sorgen. Es kommt zu akutem Hormonmangel und dauerhaft hohem Blutzucker. Diese Form der Zuckererkrankung beginnt meist sehr plötzlich und führt unbehandelt zum Tod.

Schon gewusst?

Kinder aus Typ-1-Diabetikerfamilien, die per Kaiserschnitt zur Welt kommen, werden häufiger zuckerkrank als Babys, die auf ganz normalem Weg ins Leben reisen. Wissenschaftler vermuten, dass die Kleinen im Geburtskanal Bakterien schlucken, die ihr Immunsystem stärken.[1]

Etwa jeder vierte Typ-1-Diabetiker hat einen nahen Angehörigen mit dieser Erkrankung. Bei 90 % der Typ-1-Diabetiker kann man spezielle genetische Merkmale im Blut nachweisen. Mit teuren Spezialuntersuchungen lassen sich zudem Stoffe im Blut nachweisen, die gegen das eigene Körpergewebe gerichtet sind und die insulinproduzierende Bauchspeicheldrüsenzellen entzünden und zerstören. Allerdings sind noch nicht alle Prozesse bis ins Detail entschlüsselt.

In Gewebeproben aus der Bauchspeicheldrüse können Experten unter dem Mikroskop die entzündeten Bauchspeicheldrüsenzellen beim Typ-1-Diabetiker sehen.

Die Ursache des Typ-1-Diabetes ist bis heute unbekannt

Allerdings wurde noch nicht herausgefunden, warum es zum Typ-1-Diabetes kommt. Diskutiert wird da einiges. Es wird vermutet, dass bestimmte Viren, akute Erkrankungen und/oder Umweltgifte einzeln oder aber auch kombiniert die Auslöser sein könnten.

Weitere genetisch bedingte Diabetesformen

Der Typ-1-Diabetes tritt meist im frühen Lebensalter in Erscheinung. Bei einer selteneren Sonderform des Typ-1-Diabetes (LADA) ist der Blutzucker erst später nach dem 25. Lebensjahr oder im Seniorenalter zu hoch, weil der Hormonmangel sich nur schleichend entwickelt. Die Abkürzung LADA steht für die englische Bezeichnung »late onset autoimmunity diabetes in the adult«. Ins Deutsche übersetzt bedeutet das: verzögert auftretender, autoimmun bedingter Diabetes beim Erwachsenen. Im ersten halben Jahr kommt der Körper bei dieser Form der Zuckererkrankung meist noch ohne eine zusätzliche Bauchspeicheldrüsenhormongabe zurecht.

Die Sonderform LADA tritt erst spät im Leben auf

Ende der 1970er-Jahre wurde diese verzögert auftretende Form des Typ-1-Diabetes zum ersten Mal beschrieben. Erst in den letzten Jahren haben Wissenschaftler festgestellt, dass sich diese

Variante der Zuckerkrankheit prinzipiell zu jedem Zeitpunkt im Erwachsenenalter zeigen kann. Zunehmend wird diese Diagnose heute auch bei älteren Erwachsenen und Senioren gestellt. Insgesamt nimmt die Zahl der Typ-1-Diabetiker in den letzten Jahren zu. Auch die Altersmediziner wissen heute: Bei ihren Diabetespatienten ist dieser Typ der Zuckererkrankung in etwa 5–15 % die Ursache.

Vereinzelt gibt es eine weitere erbliche Diabetesvariante mit mehreren Unterformen, bei der die insulinproduzierende Bauchspeicheldrüsenzelle defekt ist. Dieser Erkrankungstyp liegt bei etwa 1 % der Zuckerkranken vor. Wo der Fehler im Einzelnen liegt, kann man heute mit Spezialuntersuchungen im Blut genau zeigen. Kranke Gene sind auch manchmal die Diabetesursache, wenn das Hormon Insulin nicht so an der Zielzelle wirken kann, wie es eigentlich soll.

Typ-2-Diabetes – die Folgen des metabolischen Syndroms

Bei dem Typ-2-Diabetes spielen mehrere Störungen eine Rolle: Beim Gesunden setzt die Bauchspeicheldrüse direkt nach dem Essen besonders viel Insulin frei, damit der Nahrungszucker zur Energiegewinnung in die Zellen geschleust werden kann. Dann steigt der Zuckerspiegel im Blut selbst erst gar nicht so hoch an. Dieser normale Spitzenfluss in der Hormonkurve fehlt beim Typ-2-Diabetiker. Der Blutzuckerspiegel nach dem Essen bleibt also hoch, weil Insulin

Beim Typ-2-Diabetes kommen mehrere Störungen zusammen

fehlt. Die Folge sind auf Dauer schädliche »Spitzenblutzuckerspiegel«.

Beim Gesunden gilt das Schlüssel-Schloss-Prinzip: Mit dem Schlüssel Insulin kann das Schloss an der Zelle geöffnet werden und der Zucker zur Energiegewinnung in die Zelle gelangen. Beim Typ-2-Diabetiker ist dieser Mechanismus gestört, das Hormon kann nicht richtig an der Zielzelle wirken, die Zellen sind resistent. Der zur Energiegewinnung notwendige Treibstoff Zucker kann dann also nicht in die Zelle geschleust werden und bleibt »draußen« im Blut. Das Schloss öffnet sich nicht. Der Blutzuckerspiegel bleibt hoch.

Der Zucker gelangt nicht in die Zelle

Nicht nur beim Typ-1-Diabetiker, sondern auch beim Typ-2-Diabetiker spielt der Zelltod der Hormon produzierenden Zellen in der Bauchspeicheldrüse eine Rolle: Ist jede zweite Zelle zerstört, steigt der Blutzucker.

Vor kurzer Zeit haben Forscher neue Details über das Insulin und dessen Wirkung herausgefunden: Damit das blutzuckersenkende Hormon überhaupt in Aktion treten kann und den Zucker in unsere Körperzellen schleust, muss es zuvor haargenau nach einem bis ins Feinste vorgegebenen Faltplan verpackt werden. Für diesen Falt- und Verpackungsplan des Insulins sind ganz bestimmte Eiweißstoffe in unserem Körper zuständig, die genau darauf spezialisiert sind. Wissenschaftler nennen diese Spezialproteine Chaperonen. Der Begriff kommt aus dem Französischen und bezeichnet Anstandsdamen. Funktioniert diese Faltung nicht exakt nach Plan, wird die Betazelle auf Dauer geschädigt und geht zugrunde. Das Ergebnis: Insulin fehlt und deshalb ist der Blutzucker zu hoch.

Schon gewusst?

Längeres Stillen schützt möglicherweise vor Typ-2-Diabetes und der Vorstufe der Zuckererkrankung. Dieses Fazit ziehen indische Forscher, nachdem sie 663 Kinder über knapp zehn Jahre beobachtet und untersucht haben. Allgemein wird heute empfohlen, Babys sechs Monate zu stillen.[2]

Zusatzstoffe und Aromen können den Körper stressen

Hinzu kommt ein Weiteres: Wissenschaftler haben in den letzten Jahren herausgefunden, dass Bestandteile synthetisch hergestellter, mit Zusatz- und Aromastoffen angereicherter Nahrungsmittel die menschliche insulinproduzierende Zelle regelrecht stressen und dadurch dauerhaft schädigen. »Betazellstress« heißt das bei den Medizinern. Weit oben auf der Ursachenliste sind hier die Stoffe Saccharin, der älteste synthetische Süßstoff und Monoacylglyceride, das sind Fettbestandteile, zu finden. Beide Stoffe kommen vor allem in »Designer Food« vor. Das ist ein Ausdruck für künstlich veränderte Nahrungsmittel.

Schon gewusst?

Niederländische Forscher haben jetzt festgestellt, dass es beim Zucker auch um die Wurst geht. Wer mehr als 30 Gramm Wurstwaren am Tag verzehrt, hat demnach ein höheres Diabetesrisiko. Im Vergleich zum Wurst-Abstinenten ist das Risiko sogar 90 % höher.[3] Das hat vermutlich mehrere Gründe: Zum einen wegen des hohen Gehaltes an Nitrit und gesättigten Fetten. Zum anderen entstehen beim Kochen der Zutaten aus dem darin enthaltenen Zucker und Eiweiß Stoffe, die die Insulinwirkung abschwächen.[4]

Seit einigen Jahren kennen die Experten noch eine weitere Ursache beim Typ-2-Diabetes: Eine zu niedrige Ausschüttung von Botenstoffen aus dem Dünndarm. Sie heißen Inkretine. Es sind Hormone, die nach dem Essen freigesetzt werden und den Energiestoffwechsel mit regulieren. Wie das genau funktioniert und welche Medikamente ein Zuckerkranker nehmen kann, wenn es an diesen Botenstoffen mangelt, erklären wir später (siehe ab Seite 84).

Zusammengefasst: Die Einteilung des Diabetes

Typ-1-Diabetes: Zellzerstörung in der Bauchspeicheldrüse, die zum absoluten Insulinmangel führt und meist immunologisch bedingt ist.
Typ-2-Diabetes: Mangel oder Wirkverlust des blutzuckersenkenden Hormons, häufig in Zusammenhang mit Bluthochdruck, Übergewicht, Fettstoffwechselstörung, hohen Harnsäurespiegeln.
Andere Diabetes-Typen: Hormonerkrankungen, medikamentös bedingt, erbliche Funktionsstörungen der Bauchspeicheldrüsenzelle, genetische Syndrome, Schwangerschaftsdiabetes.

Noch etwas: Dauerfernsehen erhöht das Diabetesrisiko. Studien haben gezeigt, dass zwei Stunden täglicher TV-Konsum das Risiko für Typ-2-Diabetes um etwa 20 Prozent erhöhen. In Zahlen: Pro 100 000 Personen und Jahr sind das 176 zusätzliche Typ-2-Diabeteserkrankungen. In Deutschland schauen 14- bis 49-Jährige im Mittel mehr als drei Stunden Fernsehen am Tag. Europäische Jugendliche, die mehr als zwei Stunden am Tag in die Röhre gucken, konsumieren in der Bewegungslosigkeit auf der Couch auch hochkalorische Snacks und Getränke. Und davon um so mehr, je niedriger der Bildungsgrad der Eltern ist. Das wurde beim Diabetes-Kongress in Mainz im April 2012 berichtet.[5]

Fernsehen erhöht das Diabetes-Risiko

Der Schwangerschaftsdiabetes

Tritt die Zuckerstoffwechselstörung erstmals in der Schwangerschaft auf, liegt ein Gestationsdiabetes (Schwangerschaftsdiabetes) vor. Von hundert Schwangeren ist das bei fast jeder vierten der Fall.[6] Forscher nehmen an, dass hier als Gründe vor allem Übergewicht, oft verursacht durch kalorienreiche Nahrung, und Bewegungsmangel in Betracht kommen, die bei erblicher Vorbelastung zu der Blutzuckererhöhung führen.

Jede vierte von tausend Schwangeren ist betroffen

In der zweiten Schwangerschaftshälfte kommt es dann normalerweise dazu, dass der Botenstoff Insulin – wie oben geschildert – seine Schlüsselfunktion nicht richtig ausüben kann. Liegt jetzt noch eine Produktionsstörung des Hormons in der Bauchspeicheldrüse vor, was bei Übergewicht und Bewegungsmangel der Fall ist, so kommt es zur Blutzuckererhöhung. Aber auch hier sind die genauen Vorgänge, die zum Diabetes führen, heute noch nicht bis ins Detail klar.

Während der Schwangerschaft sind die hormonellen Signale jedenfalls generell schon ein wenig in Richtung »Blutzuckererhöhung« verschoben. Es wird ja schließlich auch mehr Energie verbraucht, der Embryo muss wachsen, die Zellen müssen sich vermehren, jede Zelle in dem für sie vorgesehenen Organ platziert werden.

Bei Schwangerschaftsdiabetes steigt das Risiko, an Typ-2-Diabetes zu erkranken

Meistens verschwindet die Zuckerkrankheit nach der Entbindung. Wird die Mutter noch einmal schwanger, so wird sie in 20 % bis 50 % der Fälle in dieser Zeit auch wieder zuckerkrank. Nach einem Schwangerschaftsdiabetes hat die Mutter ein 7- bis 10-fach erhöhtes Risiko, in den nächsten zehn Jahren Diabetikerin zu werden. Die zuckerkranke Schwangere ist gefährdeter als die stoffwechselgesunde werdende Mutter. Ihr Risiko für Blutdruckerhöhung, Nierenschäden, Harnwegsinfekte und Schwangerschaftskomplikationen ist höher.

Und was ist mit den Babys der zuckerkranken Mütter? Frühgeburten und Atemstörungen sowie Unterzucker, Trinkschwäche, Kalzium- und Magnesiummangel mit gesundheitlichen Problemen nach der Geburt sind bei ihnen häufiger. Die Babys sind dicker als die von gesunden Müttern und müssen auch häufiger mit einem Kaiserschnitt auf die Welt geholt werden. Auch ist ihr Blut zu zäh, die Zahl der roten Blutkörperchen oft zu hoch. Zudem ist das Risiko der Neugeborenen, im Jugendalter zu dick zu sein, zu hohen Blutdruck zu haben und selbst zuckerkrank zu werden, höher.[7]

Weitere Diabetesformen

Andere Ursachen der Zuckerkrankheit können chronische Entzündungen oder Tumore der Bauchspeicheldrüse sein. Auch viele verschiedene Hormonstörungen führen aufgrund einer krankhaften Mehrproduktion des jeweiligen Botenstoffs zum erhöhten Blutzucker. Das ist etwa bei Überproduktion von Kortisol, Schilddrüsen- oder Wachstumshormonen der Fall. Darüber hinaus befindet sich bei vielen anderen Krankheiten oft auch zu viel Zucker im Blut. So etwa bei erblichen Stoffwechselstörungen, zum Beispiel der Mukoviszidose, der Eisenspeicherkrankheit. Bei der Mukoviszidose, auch zystische Fibrose genannt, kommt es zur Produktion eines klebrigen Schleimes, der Lungen, Leber, Galle und Darm schädigt.
Bei Infektion mit Röteln- oder Zytomegalieviren sehen Mediziner manchmal eine Zuckererkrankung. Außerdem kommt bei einigen Generkrankungen wie zum Beispiel bei Down-Syndrom auffallend häufig gleichzeitig auch ein Diabetes vor.
Nicht zuletzt kann die Blutzuckererhöhung auch eine Nebenwirkung etlicher Medikamente sein. Das ist zum Beispiel bei vielen harntreibenden oder harnsäuresenkenden Mitteln, bei Kortison, bei manchen Herztabletten, Epilepsiemedikamenten und Präparaten zur Schwangerschaftsverhütung der Fall. Auch unter der Einnahme von Antibiotika kann es zu erhöhten Blutzuckerwerten kommen.[8]

Viele Krankheiten gehen mit erhöhten Zuckerwerten einher

Wenn ältere Frauen ein blutfettsenkendes Mittel aus einer bestimmten Substanzgruppe (Statin, HMG-CoA-Reduktase-Hemmer) einnehmen, dann kann ebenfalls Diabetes mellitus auftreten.[9]

Es gibt zudem klare Hinweise, dass ein Vitamin-D-Mangel und Diabetes mellitus miteinander verknüpft sind. Denn höhere Vitamin-D-Spiegel haben einen positiven Einfluss auf Insulinwirkung und -freisetzung aus der Bauchspeicheldrüse.[10] In den Wintermonaten sollte daher Vitamin D eingenommen werden. Das gilt vor allem für Ältere, denn bei ihnen sinkt der Vitamin-D-Spiegel sowieso. Weil Haut- und Nierenfunktion im Alter nachlassen, wird die Hormonsynthese langsamer und schlechter.

Aufgepasst

Weichmacher stehen als Auslöser von Zuckererkrankung und Fettleibigkeit unter Verdacht. Das hat eine Übersichtstudie des Bundes für Umwelt und Naturschutz Deutschland (BUND) 2008 ergeben. Diese Stoffe, zum Beispiel Bisphenol A, können in Plastikspielzeug, Konservendosen, Elektrogeräten und PVC-Böden vorkommen. Sie wirken hormonähnlich. Das Bundesinstitut für Risikobewertung (BfR) sieht hier zwar Forschungsbedarf, aber keinen Anlass, die Grenzwerte zu ändern, solange der Zusammenhang nicht bewiesen sei.[11] Wer sicher gehen will, sollte Weichmacher weitestgehend meiden.

Diabetes erkennen und diagnostizieren

Für viele Menschen kommt die Diagnose Diabetes völlig überraschend. Gibt es Warnhinweise, auf die man achten sollte? Und wann ist es ratsam, zum Arzt zu gehen? Das sind Fragen, die in diesem Kapitel beantwortet werden.

Wie erkenne ich, dass es Diabetes ist?

Beim Typ-1-Diabetiker geht es meist rasch, beim Typ-2-Diabetiker schleichen sich die Symptome so langsam in den Alltag. Sind Sie in letzter Zeit oft sehr müde, abgeschlagen, nicht mehr leistungsfähig, haben ungewollt Gewicht verloren, starken Durst oder müssen oft auf die Toilette? Ihre Haut ist an einigen Körperstellen rot, juckt und entzündet? Sind Ihre Mundwinkel häufig eingerissen? Haben Sie nachts Wadenkrämpfe, tags Sehstörungen oder häufig Infekte? All das sind mögliche Diabetes-Symptome.

Sie schwitzen, sind schlapp, Ihnen ist übel, Ihre Haut kaltschweißig, die Hände zittern, das Herz rast, Sie haben Heißhunger? Das kann eine

Über- und Unterzucker können lebensgefährlich werden

akute Unterzuckerung beim Diabetiker sein. Wird jetzt nichts getan, um den Blutzucker zu erhöhen, werden die Beschwerden noch gravierender und auch das Nervensystem ist beteiligt. Das Bild eines Schlaganfalles ist dann gar nicht selten. Der entgleiste Stoffwechsel kann zu Halbseitenlähmung, Sprachstörung, Verwirrtheit, Doppelbildersehen und vielen anderen Symptomen bis hin zur Ohnmacht und zum Koma führen. Das ist eine gefährliche Situation. Handeln ist sofort angesagt.
Als Ursachen des akuten Unterzuckers (Hypoglykämie), den viele Diabetiker auch einfach kurz »Hypo« nennen, kommen außergewöhnlich starke körperliche Belastung, übermäßiger Alkoholkonsum und fehlende Nahrungsaufnahme oder akute Erkrankungen in Frage. Auch unter Einnahme bestimmter Antibiotika kann das – wenn auch sehr selten – als Nebenwirkung auftreten.[1]
Bei Überzucker kann es zu Erbrechen, starkem Durstgefühl, ständigem Wasserlassen, sehr trockener Haut, Schwäche, Bauchschmerzen, Atemstörung, Bewusstseinstrübung kommen. Auch diese Situation kann sich bis zum lebensgefährlichen Koma zuspitzen.

Aufgepasst: Checken Sie Ihr Diabetesrisiko

Beantworten Sie Fragen zum Alter, Größe, Geschlecht, Gewicht, körperliche Aktivitäten, Taillenumfang, Blutdruck, Ernährungsgewohnheiten, Kaffee-, Alkohol- und Nikotinkonsum. Dann können Sie Ihr persönliches Risiko einschätzen, in den nächsten fünf Jahren Typ 2 Diabetes zu bekommen.

Ihr Risiko, Typ-2-Diabetes zu bekommen, ist erhöht, wenn:

- Sie übergewichtig sind. Das ist bei einem BMI ab 25 der Fall.
- Ihr Taillenumfang als Frau über 80 cm, als Mann über 94 cm ist.
- Ihr Blutdruck mehrfach zu hoch (über 140/90 mmHg) ist.
- Sie neben Bluthochdruck und Übergewicht auch noch erhöhte Blutfette und Harnsäurewerte haben.
- Sie sich weniger als 30 Minuten am Tag bewegen. Jede körperliche Aktivität zählt, egal ob am Arbeitsplatz, bei der Hausarbeit oder beim Sport.
- Ihr Nüchternblutzucker mehrfach leicht über der Obergrenze ist, also höher als 100 mg/dl im Venenblut oder höher als 90 mg/dl im Blut aus der Fingerbeere ist.
- Sie rauchen.
- weder Vollkornprodukte noch Obst und Gemüse auf Ihrem täglichen Speiseplan stehen.
- Sie zu viel Fleisch und Wurstwaren (mehr als 300 bis 600 Gramm Rind-, Schweine-, Kalb- oder Lammfleisch in der Woche) essen.
- Sie ihre Mahlzeiten zu schnell und zu hastig einnehmen.[2]
- Sie zu viel Alkohol trinken. Für Frauen gilt die tägliche Obergrenze von 12 Gramm Alkohol. Das entspricht einem Achtelliter Wein oder einem Viertelliter Bier. Bei Männern liegt die Grenze beim Doppelten.
- bei Ihnen ein Schwangerschaftsdiabetes diagnostiziert wurde.

- Sie mindestens ein Kind zur Welt gebracht haben, das bei der Geburt mehr als 4000 Gramm gewogen hat.

Risikofaktoren, die Sie nicht beeinflussen können:

- Wenn Sie älter als 40 Jahre sind, beginnt Ihr Typ-2-Diabetesrisiko zu steigen. 10 % der Diabetiker sind jünger als 50. 50 % der Diabetiker sind älter als 70.
- Wenn Sie zuckerkranke Blutsverwandte haben, ist Ihr Risiko höher. Es steigt mit dem Verwandtschaftsgrad. Ist ein Elternteil Typ-2-Diabetiker, beträgt das Risiko für das Kind bis zu 60 %.[3]

Das Deutsche Institut für Ernährungsforschung hat einen ausführlichen Test im Internet zur Verfügung gestellt: Deutscher Diabetes-Risiko-Test®, www.dife.de (Der Test ersetzt nicht die Diagnose durch einen Arzt.)[4]

Was Sie wissen sollten: Bei Dementen sind die Symptome, die eine Unter- oder Überzuckerung anzeigen, manchmal ganz andere. Für denjenigen, der den Patienten gut kennt, sollte jede ungewöhnliche Verhaltensänderung ein Signal sein. Egal, ob Ihr Angehöriger auffallend ängstlich, verwirrt, orientierungslos, unruhig oder »einfach nur anders als sonst« ist.

Bei Dementen kann sich Diabetes auf eigene Weise zeigen

»Mein Vater ist ganz unruhig, läuft in der Wohnung hin und her, schimpft wie ein Rohrspatz und ruft wirre Dinge« – diesen Anruf bekam ich in der Sprechstunde von einer besorgten Tochter eines Patienten. Auf zum Hausbesuch heißt es dann. Denn hier kommen vom

Schlaganfall über die Hirnblutung bis zur Stoffwechselentgleisung, akuter fieberhafter Erkrankung mit Austrocknung bis hin zur fehlerhaften Medikamenteneinnahme sehr viele Dinge als Ursachen infrage. Routine ist unter anderem, vor Ort Blutdruck und Blutzucker zu messen.

Das hört sich eigentlich ganz einfach an, ist es aber manchmal gar nicht ... »Fassen Sie mich nicht an«, empfing mich der 82-jährige Mann, riss die Augen auf und machte sich sozusagen regelrecht zum »Kämpfchen bereit«. So kannte ich diesen Patienten bisher gar nicht.

Irgendwann ließ er mich dann doch gewähren, ich sprach ihn beruhigend an, legte meine Hand locker auf seine Fingerspitzen und redete leise und langsam weiter. So konnte ich auch gleich seinen Puls am Handgelenk tasten. Da wusste ich schnell mehr. Der Puls war schnell und flach, die Haut heiß und nass. Der betagte Patient, so stellte sich heraus, hatte hohes Fieber, eine Lungenentzündung war die Ursache. Sein Puls raste, war deutlich über 100 in der Minute.

Grund war die erhöhte Körpertemperatur und der hierdurch mitbedingte große Flüssigkeitsverlust. Infektbedingt war auch der Zuckerstoffwechsel in Richtung Überzuckerung entgleist. Die Sache war schnell klar: ein Fall für das Krankenhaus.

Eine weitere Demenzpatientin, die in der Pflegestation im Altenheim betreut wird, reagiere nicht mehr. Ihre rechte Körperhälfte sei schlaff, berichtete die Altenpflegerin am Telefon. Vor Ort angekommen, zeigte sich, dass die betagte Patientin normal atmete. Auf Ansprache reagierte sie nicht. Blutdruck, Herzfrequenz und Körpertemperatur waren normal. Sie bekommt dreimal am Tag nach der vorher gemessenen Blutzuckerhöhe zu den Mahlzeiten

Insulin gespritzt. Die Situation ist nicht selten: Es wurde gespritzt, aber nichts gegessen. Gerade bei Älteren ist das häufiger so und schlecht vorhersehbar. Die Folge: Unterzucker, der sich als Schlaganfallsymptomatik zeigte. Wenige Minuten nach einer Spritze mit hochprozentiger Zuckerlösung in die Armvene bewegte sie sich wieder normal und reagierte wie gewohnt.

Zusammengefasst

Unterzucker-Symptome: Zittern, Schwitzen, Heißhunger, Herzrasen, Angst, Kopfschmerz, kribbelnde Lippen, Unruhe, Seh- und Sprachstörungen, Konzentrationsstörungen, ungewohnte Verhaltensweisen, Bewusstseinsstörungen, Krampfanfälle
Überzucker-Symptome: starker Durst, Harndrang, Übelkeit, Müdigkeit, Schwächegefühl, schnelle Atmung, trockene juckende Haut, Ohnmacht

Diagnose Diabetes

Die Blutzuckerbestimmung ist das A und O für die Diagnose. Dabei misst der Arzt den Blutzuckerwert im Venenblut. Wichtig: Sie müssen nüchtern sein. Ein Diabetes mellitus liegt vor, wenn der Blutzuckerwert im Venenblut über 126 mg/dl liegt.[5]
Wenn der Arzt in Ihrem Nüchternvenenblut einen Zucker zwischen 100 und 125 mg/dl misst, weiß er schon, dass Sie in Sachen Stoffwechsel auf der süßen Spur unterwegs sind. Die Experten

nennen das »abnorme Nüchternglucose«. Dann wird er Ihnen einen speziellen Zuckerbelastungstest (oraler Glucosetoleranztest/OGT) vorschlagen. Liegt der Blutzuckerwert in Ihrem Nüchternblut über 156 mg/dl, sind Sie im Prinzip bereits als Diabetiker einzustufen, und der Zuckerbelastungstest ist gar nicht erlaubt.

Zusammengefasst: So geht der Zuckerbelastungstest

Morgens nach zehnstündiger Nüchternphase trinkt die Testperson 75 Gramm reine Zuckerlösung in 250 bis 300 Millilitern Wasser innerhalb von fünf Minuten. Der Blutzucker wird dreimal im Venenblut gemessen. Direkt nüchtern vor Trinken der Lösung, dann nochmal nach einer und nach zwei Stunden.

Normal ist nach zwei Stunden ein Wert unter 140 mg/dl. Liegt er zwischen 140 und 199 mg/dl, funktioniert Ihr Energiestoffwechsel nicht richtig. Mediziner nennen das »gestörte Glucosetoleranz«. Es ist sozusagen die Vorstufe der Zuckererkrankung. Bei einem Wert über 200 mg/dl ist die Diagnose Diabetes mellitus sicher.

Wenn der Blutzuckerwert bei der Blutuntersuchung zu hoch ist, wird Ihr Arzt dies genauer unter die Lupe nehmen und die Messung wiederholen. Sie sollten ihn informieren, welche Tabletten Sie in letzter Zeit eingenommen haben. Das muss er wissen, weil er die Blutzuckererhöhung vielleicht mit einer Nebenwirkung in Verbindung bringen kann.

Sagen Sie ihm auch, wenn Sie in letzter Zeit viel Stress oder einen Infekt hatten. In der Praxis sieht man an den Einträgen im Zuckertagebuch durchaus, dass der Blutzucker in Stressphasen steigen kann. Die Erklärung liegt auf der Hand: Welcher Stress auch immer hier ursächlich ist – der Körper wird auf »Leistung« programmiert und die veränderte Hormonlage sorgt für einen höheren Blutzuckerspiegel. Denn: Energie wird gebraucht.

Der schnellste Weg zum Ergebnis: die Blutzuckerbestimmung

Sollten Sie bei einem Zuckerschnelltest in der Apotheke oder mit dem Testgerät von Angehörigen bei sich selbst im Fingerbeerenblut einen Wert über 200 mg/dl feststellen, dann ist die Sache auch schon ziemlich klar. Denn 200 mg/dl sind das obere Limit des Gesunden. Wenn Sie dann zu Ihrem Hausarzt gehen, wird er die Zuckermessung natürlich wiederholen. Am besten, Sie gehen gleich nüchtern zu dem Arzttermin. In der Praxis kann das Blut in Sekunden auf den Zuckergehalt untersucht werden.

Die Grenzwerte für den normalen Blutzuckergehalt in dem meist aus der Ellenbeuge abgenommenen Venenblut und dem Kapillarblut aus der Fingerbeere sind nicht gleich. Das liegt an dem unterschiedlich hohen Wassergehalt dieser Körperflüssigkeiten. Die Zuckerwerte im Vollblut der Fingerbeere sind etwa zehn Prozent niedriger, weil der Wassergehalt hier höher ist.

Für Diabetiker spielt dieser Umstand im Alltag aber keine große Rolle, weil heute mittlerweile alle Blutzuckermessgeräte auf Plasma (das ist der leicht gelbliche flüssige Blutanteil ohne Zellen) geeicht sind. In der täglichen Routine ändert sich nichts: Sie nehmen das Vollblut aus der Fingerbeere und im Display des Blutzuckermessgerätes wird hier gleich ein etwa zehn Prozent höherer Wert angezeigt.

Zuckergedächtnis und Diagnosemarker im Blut: der HbA1c-Wert

Relativ neu ist, dass auch ein spezieller Blutwert in puncto Diabetesdiagnose eine Rolle spielt: Er heißt HbA1c oder aber auch Glykohämoglobin. Das ist glykiertes Hämoglobin. Der Hauptbestandteil der roten Blutkörperchen (Erythrozyten) ist der rote Blutfarbstoff (Hämoglobin), der für den Sauerstofftransport zuständig ist. Ein gewisser Prozentsatz des gesamten Hämoglobins im menschlichen Körper ist glykiert. Das heißt, hier ist in einem zweiphasigen chemischen Vorgang ein Glucosemolekül an den roten Blutfarbstoff, der in den roten Blutkörperchen ist, gekoppelt worden.

Setzt man den Anteil des glykierten Hämoglobins in Bezug zum Gesamthämoglobin im Blut, ist eine grobe Aussage bezüglich der Zuckerstoffwechsellage der vor der Bestimmung liegenden Zeitspanne möglich. Die Lebenszeit eines roten Blutkörperchens, in dem auch der rote Blutfarbstoff ist, beträgt maximal 120 Tage, im Mittel werden diese Zellen so etwa acht Wochen alt. Der HbA1c-Wert spiegelt also die durchschnittliche Blutzuckerhöhe der letzten acht bis zwölf Wochen wider. Deshalb wird dieser Wert auch »Blutzuckergedächnis« oder Langzeit-Blutzucker genannt.

HbA1c – das Blutzuckergedächtnis

Ist der HbA1c-Wert hoch, dann waren auch die Einzelblutzuckerwerte in dieser Zeit zu hoch. Ist er niedrig, waren es die Einzelwerte in der Regel auch.

Der Hausarzt wird beim Diabetiker jedes Quartal neben anderen auch diesen Blutwert bestimmen, um Auskunft über die Stoffwechsellage in den letzten Wochen zu erhalten. Wurde die Thera-

pie geändert oder gerät der Stoffwechsel aus dem Ruder, dann kann man das also frühestens etwa nach vier Wochen an der Veränderung des HbA1c-Wertes sehen.
Die Bestimmung des HbA1c-Wertes erlaubt inzwischen auch die Diagnose Diabetes: Ist er größer als 6,5 %, liegt mit an Sicherheit grenzender Wahrscheinlichkeit die Zuckerkrankheit vor, ist er kleiner als 5,7 %, kann sie relativ zuverlässig ausgeschlossen werden.[6]
Es gibt Störfaktoren, bei denen der gemessene Wert nicht aussagekräftig ist. Das kann zum Beispiel bei Leber- oder -Nierenerkrankungen, bei Bluteisenmangel und während der Schwangerschaft der Fall sein.

Zusammengefasst

Sie haben Diabetes, wenn:

- Ihr Nüchternzucker im Venenblut > 126 mg/dl ist
- der Gelegenheitszucker >200 mg/dl ist
- und/oder der Langzeitblutzuckerwert HbA1c ≥ 6,5 % ist

Vielleicht haben Sie es bei einer der zahlreichen Vorsorgeaktionen in den letzten Jahren auch gehört: »Gesünder unter 7« lautete das Motto. Das ist der grob angepeilte Zielwert für den HbA1c-Wert von Diabetikern in Prozent. Die Empfehlungen der Deutschen Diabetes Gesellschaft gehen weiter: Unter 6,5 Prozent wird hier als Zielwert für eine gute Einstellung gefordert, um das Risiko von Spätschäden an großen und kleinen Blutgefäßen zu verringern. Der individuell angestrebte Zielbereich für eine gute Stoffwechseleinstellung variiert etwas, je nach Diabetestyp, den vorliegenden Begleiterkrankungen, dem Lebensalter und der Diabetesdauer.

Vorsicht: Spätschäden bei unbehandeltem Diabetes

Klar ist: Die Langzeitzuckerbestimmung ersetzt die Einzelmessungen nicht. Warum nicht? Weil er sozusagen trügerisch normal sein kann. Das kann nämlich passieren, wenn der Blutzucker des Öfteren stark zwischen niedrigen und hohen Werten schwankt. Unterm Strich ist das Ergebnis dann unter Umständen sogar im Zielbereich. Aber: Eben gerade diese Schwankungen mit Zuckerspitzen auf der einen und sehr niedrigen Werten auf der anderen Seite sind schädlich für den Körper. Ein Patient, der sich in der Allgemeinarztpraxis vorstellte, sagte zu mir, er habe »Springzucker« – diese Bezeichnung trifft den Kern der Sache genau.

Dieses Auf und Ab gilt es zu vermeiden. Warum? Weil gerade die Spitzen und die sehr niedrigen Werte des Zuckerspiegels auf lange Dauer Folgeschäden an Herz, Hirn, Niere, Nerven und Gefäßen hinterlassen.

Schon gewusst?

Mit Blutzuckerrechnern, zum Beispiel auf der Internetseite www.diabetologe.de/rechner/rechner/hba1c_-_blutzucker_rechner.html können Sie selbst Ihren durchschnittlichen Zuckerspiegel und HbA1c eintippen und ineinander umrechnen lassen. So entspricht ein HbA1c-Wert von 6,8 Prozent in etwa einem mittleren Blutzuckerwert von 140 mg/dl (7,8mmol/l).
Ganz exakt sind die ermittelten Ergebnisse nicht, sie sind als Richtwerte zu verstehen. Außerdem können Sie auf dieser Seite gleich die Einheiten von Milligramm pro Deziliter in Millimol pro Liter umrechnen lassen.

Achten Sie auf die Maßeinheit

Wichtig zu wissen: Für die Bestimmung der Konzentration des Zuckers im Blut gibt es zwei Maßeinheiten. In Deutschland, Österreich, Belgien, den USA wird die Konzentration des Blutzuckers heute überwiegend (noch) in der alten Einheit Milligramm pro Deziliter (mg/dl) angegeben. In den meisten anderen Ländern gilt der Standard des Internationalen Einheitensystems (SI, Système international d'unité): der Zucker im Blut wird in Millimol pro Liter (mmol/l) gemessen.

Zusammengefasst: Umrechentabelle von HbA1c-Wert zu Durchschnittsblutzucker:

Mittlerer Blutzucker in mg/dl	HbA1c-Wert in mmol/mol	HbA1c-Wert in %	Mittlerer Blutzucker in mmol/l
70	28	4,7	3,9
90	34	5,3	5,0
110	41	5,9	6,1
130	48	6,5	7,2
160	57	7,4	8,9
200	70	8,6	11,1
240	84	9,8	13,3

Vorsicht: Manche der in Deutschland zur Verfügung stehenden Blutzuckermessgeräte geben die SI-Einheit an. Für die Umrechnung muss man sich nur die Zahl 18 merken: Multipliziert man den Wert in mmol/l mit 18, erhält man die Angabe in mg/dl. Im Internet finden Sie entsprechende Umrechnungstabellen.[7]

Auch für den HbA1c-Wert gibt es aktuell (noch) zwei Maßeinheiten. Bei der Berechnung des Blutzuckerlangzeitwertes in Prozent gibt es ein Problem: Bei der Messung sind auch rote Blutfarbstoffkomponenten mit im Spiel, an denen überhaupt kein Zucker hängt. Also ist der Wert höher. Laborexperten haben inzwischen eine präzisere Messmethode nur für die mit Zucker bestückten Blutfarbstoffeiweiße gefunden. Dieser Wert hat die Einheit Millimol pro Mol (mmol/mol) Hämoglobin. Da liegt die Grenze bei 48, das entspricht einem HbA1c von etwa 6,5 %.
Die Labore rechnen den Prozentwert mit einem Korrekturfaktor in Millimol pro Mol Hämoglobin um. So kann man die Werte nun auch international besser vergleichen. Zurzeit werden alte und neue Einheit noch parallel verwendet.[8]
Die neuen Einheiten für die Einzelblutzuckermessung und den HbA1c-Wert haben bis heute allerdings noch keinen festen Platz im Alltagsleben der Zuckerkranken gefunden.

Wie Schwangerschaftsdiabetes diagnostiziert wird

Die Zuckererkrankung ist eine der häufigsten Schwangerschaftskomplikationen in Deutschland. Zur Früherkennung des Schwangerschaftsdiabetes gilt seit dem 3. März 2012: Zwischen der 24. und 27. Schwangerschaftswoche ist der Zuckerbelastungstest in Kurzversion mit 50 Gramm Traubenzucker geplant. Die Schwangere muss nicht nüchtern sein.

Belastungstest für Schwangere ab der 24. Woche

Ist der Einstundenzuckerwert im Blut 135 Milligramm pro Deziliter oder höher, folgt zeitnah der Belastungstest mit 75 Gramm Traubenzucker. Jetzt ist vor dem Test eine Nahrungspause von acht Stunden einzuhalten und der Blutzucker muss im Venenblut bestimmt werden. Bei einem Nüchternblutzucker ab 92 mg/dl, einem Einstundenwert über 180 oder einem Zweistundenwert über 153 kann die Diagnose Schwangerschaftsdiabetes gestellt werden. Ist das der Fall, muss die werdende Mutter von einem diabetologisch qualifizierten Arzt mitbetreut werden. Oft reicht es schon aus, wenn die Schwangere ihre Ernährung umstellt, sich so viel wie möglich bewegt und auch Sport treibt.
In manchen Fällen muss Insulin gespritzt werden. Blutzuckersenkende Tabletten sind während der Schwangerschaft verboten.
Wenn die werdende Mutter bereits ein höheres Diabetesrisiko hat, dann schauen die Frauenärzte natürlich schon vor der 24. Schwangerschaftswoche nach dem Zuckergehalt im Blut. Das ist zum Beispiel der Fall, wenn die Schwangere älter als 45 Jahre ist, zu dick ist, hohen Blutdruck oder hohe Blutfettwerte hat oder ihre Eltern und/oder Geschwister Diabetiker sind. Damit sollen Frauen mit Risikofaktoren möglichst früh erkannt werden.

Was Sie selbst gegen Diabetes tun können

Das waren noch Zeiten, als in den Regalen von Reformhäusern und Supermärkten eine große Auswahl an sogenannten Diabetikerlebensmitteln angeboten wurden – doch oft hatten sie einen viel höheren Fett- und Energiegehalt als entsprechende »normale« Lebensmittel, enthielten aber weniger Zucker, da mit Zuckeraustauschstoffen gesüßt wurde. Wer sie konsumierte, lief Gefahr, an Gewicht zuzulegen.

Diätprodukte sind passé

Im Oktober 2012 hat das Bundesministerium für Ernährung, Landwirtschaft und Verbraucherschutz sie ersatzlos aus der sogenannten Diätverordnung gestrichen, da für Zuckeraustauschstoffe kein Nutzen nachgewiesen ist. Nach wie vor gilt: Egal ob Diabetiker oder nicht, wichtig und richtig ist eine gesunde Ernährung.

Der Diabetologe Professor Hellmut Mehnert bringt die Kernbotschaften mit Blick auf die Ernährung für Diabetiker schlicht und ergreifend auf den Punkt: Die Personenwaage ist wichtiger als die Küchenwaage.[1]

Das Gewicht halten – das ist ein Ziel, das leider nicht immer leicht zu erreichen ist. Es ist schwierig, Essgewohnheiten zu verändern. Mittags knurrt der Magen: schnell ab in die Kantine, hektische Nahrungsaufnahme, schlingend und immer die Uhr im Blick – so kann der typische Alltag eines Berufstätigen aussehen.

Den Diabetes akzeptieren

Er gönne sich auch »faule« Zeiten, sagte ein 51 Jahre alter übergewichtiger Patient in der Sprechstunde, aber er habe gemerkt, wie gut ihm Bewegung tue. Zu seiner Vorgeschichte: Er kam mit einem etwa kinderfaustgroßen Abszess im Nacken in die Praxis.

Entzündungen können auf Diabetes hinweisen

Bis dato war ein Diabetes bei ihm nicht bekannt gewesen, er nahm keine Medikamente, hatte keine Vorerkrankungen. Bei hausärztlichen Kontrollen hatte er hoch normale Blutdruckwerte. Auch Blutfette, Nieren-, Leber- und Zuckerwert waren bei dem zweifachen Familienvater, der seinen Arbeitstag überwiegend im Büro vor dem Computer sitzend verbringt, bisher nicht erhöht.

Erst habe er gedacht, »das geht schon wieder weg«. Dann aber sei die Beule zunehmend größer, wärmer, schmerzhafter und auch rot geworden.

Dass dieser Eiterherd operativ ausgeräumt werden musste, war beim ersten Anblick sofort klar. Gerade bei Infektionen im Gesichts- und Halsbereich besteht die Gefahr, dass sich daraus eine Hirnhautentzündung entwickeln kann. Und dann wird es schnell gefährlich. Eine spontane Blutzuckerkontrolle ergab einen Wert von mehr als 349 Milligramm pro Deziliter. Das überraschte nicht, denn Entzündungsherde können die ersten Anzeichen eines noch nicht entdeckten Diabetes sein. Und in der Infektphase verschlechtert sich wiederum die Blutzuckerstoffwechsellage.

Diabetiker sind allgemein infektanfällig. Warum das so ist, ist noch nicht im Detail geklärt. Zum einen vermuten Wissenschaftler, dass bei verringerter Insulinwirkung mehr entzündungsfördernde und weniger entzündungshemmende Botenstoffe ausgeschüttet werden. Zum anderen sollen auch gestörte Durchblutung und Zellstress eine Rolle spielen.

Der abgenommene Langzeitzucker lag bei mehr als zehn Prozent. Trotz der Infektursache ist es ein klarer Fall für eine zuckersenkende medikamentöse Therapie. Das lehnte der Patient zunächst kategorisch ab. Weil er die Sache anders sah. Auch nachdem die Gefahr, die sich aus der unbehandelten Diabeteserkrankung kurz-, mittel- und auch langfristig ergibt, en Detail besprochen wurde.

Die riesige rote Beule, schilderte er später, habe ihm sprichwörtlich im Nacken gesessen und erschrocken. Sodass er sich mit Blick auf seinen saftigen Rettungsring im Hüftbereich gesagt habe: Handeln ist angesagt! »Runter mit den Kilos, dann wird auch der Zucker besser« sei sein Motto gewesen.

Nach einem halben Jahr begann er doch mit der abendlichen Einnahme eines zuckersenkenden Medikamentes, welches er gut vertragen hat. Unter Blutkontrollen habe ich langsam die Dosis erhöht. Zwischendurch, so berichtete er eines Tages in der Sprechstunde, habe er die Dosis in Eigenregie reduziert.

Der Arzt sollte über jede Änderung informiert werden

Was ich dazu gesagt habe? »Ich finde es gut, dass Sie mich darüber informieren. Dann weiß ich wenigstens Bescheid«. Ich war davon ausgegangen, dass die Zuckerwerte *unter* der von mir verordneten Dosis zustande gekommen waren, und hatte bereits über weitere

Therapiestrategien nachgedacht. Wir konnten im Gespräch einen Konsens finden: Er hält sich so weit möglich an die Vorgaben, die wir gemeinsam abgesprochen haben. Wenn er etwas ändert, informiert er mich zeitnah und sagt warum. So weiß ich, was er warum macht, und kann die Lage aus medizinischer Sicht besser einschätzen.

Therapieziele und -erfolge individuell festlegen

Das Resultat: Ein Minus von 15 Kilogramm Körpergewicht und ein Minus am HbA1c-Wert auf eine Spanne zwischen 7,5 % und 8,5 % hat er geschafft. Für die Gewichtsabnahme hat er etwa zwei Jahre gebraucht. Sein Ausgangs-Body-Mass-Index war knapp 32, mittlerweile rangieren die Kilo im zweistelligen Bereich, was vorher nicht der Fall war. Dieses Ergebnis kann sich meiner Einschätzung nach sehen lassen.

Die Ziele nicht zu hoch stecken

»Auf dem Papier« wird von diabetologischer Seite allerdings eine strengere Einstellung gefordert, um Folgeerkrankungen zu verhindern – das steht natürlich an erster Stelle, ist wichtig und auch richtig. Gerade weil in diesem Fall die Diagnose »Zuckerkrankheit« in noch relativ jungen Lebensjahren gestellt wurde. Oft zeigt sich dennoch, dass die Ziele nicht zu hoch gesteckt werden sollten und Kompromisse von beiden Seiten erforderlich sind.

Miteinander am Erfolg arbeiten

Der beschriebene Fall zeigt, dass es wichtig ist, das, was der Patient selbst will, mit in die Behandlung zu integrieren. Klar muss auch die Botschaft in Sachen Eigenverantwortlichkeit deutlich werden. Denn wenn trotz schulmedizinisch klarer Sache ein Medikament verordnet wird, es der Patient aber nicht möchte, dann ist es Unsinn, den Rezeptblock zu zücken. Denn entweder landet der rosa Vordruck mit meiner Unterschrift oder aber das Medikament selbst im Müll. Und das spätestens, wenn der ellenlange Beipackzettel gelesen wird.

In der Tat, was da zu lesen ist, kann schon mal bedrohlich wirken. Gerne warte ich aber in diesen Gesprächssituationen mit dem Angebot auf, ich könne auch einen Beipackzettel über Nikotin- oder Alkoholkonsum präsentieren oder vielleicht einen über Übergewicht und Bewegungslosigkeit …

»Mir geht es genauso wie Ihnen, dass ich Dinge, die ich möchte, nicht schaffe.« Wider besseres Wissen natürlich. Das hören Patienten in meiner Sprechstunde, und ich habe das Gefühl und mache auch im privaten Bereich selbst die Erfahrung, es ist nicht schlecht, das zu sagen. Das Miteinander im Wissen der eben nicht vorhandenen Unfehlbarkeit tut gut, erleichtert zuweilen die Situation und kann motivierend sein.

Gemeinsam mit dem Partner geht die Umstellung leichter

Weil er der körperlichen Gesundheit inzwischen doch einen höheren Stellenwert im Leben einräumte, fand er die Zeit für gekommen, seine Ehefrau nach langer Zeit zum Hausarztbesuch zur »Routinekontrolle« zu motivieren. Die wichtigen Eckdaten, so wurde nach dem Gespräch und der ärztlichen Untersuchung in der Sprechstunde festgestellt, waren ein BMI von 27, eine grenzwertig hohe Blutdrucklage zwischen etwa 140/90 mmHg und einzelnen höheren Werten bis 170/100 mmHg, eine Erhöhung der Blutfettwerte und grenzwertigem Nüchternblutzuckerspiegel.

So weit so klar. Auf dem Rezeptblock hatte ab jetzt folgerichtig zu stehen: In Bewegung setzen und Ernährungsumstellung.
Beide Ehepartner zogen am selben Strang und waren in Sachen Gewichtsreduktion und gesunde Ernährung gemeinsam unterwegs – und das durchaus erfolgreich. Gewicht und Nüchternblutzucker waren nach einigen Monaten im oberen Zielbereich. Der Blutdruck blieb allerdings zu hoch, sodass ich ein blutdrucksenkendes Präparat verordnet habe. Mit speziellem Augenmerk auf die Stoffwechselsituation. Sie vertrug es gut, es gab keine Probleme, keine beeinträchtigenden Nebenwirkungen. Wir konnten bei einem Präparat in niedriger Dosis bleiben.

Ein individuelles Therapieziel

Die Therapie muss leicht in den Alltag zu integrieren sein

Warum brauchen Diabetiker überhaupt eine Therapie? »Um diabetesbedingte Minderungen der Lebensqualität zu vermeiden«, sagen die Fachärzte. Gemeint sind die Stoffwechselentgleisungen in Form von Unter- und Überzuckerung, die möglichen Folgeerkrankungen samt deren direkten Auswirkungen auf den Alltag. In jedem Fall ist es sinnvoll, wenn Patient und Arzt im Gespräch ein individuelles Therapieziel festlegen und auch gemeinsam überlegen, wie man es am besten erreichen kann. Damit der Alltag unkompliziert und flexibel ist. Um das Leben genießen zu können.
Unseres Erachtens sind subjektives Wohlbefinden, Vitalität und Fitness klare Voraussetzungen für diesen Genuss. Und der

kommt nicht von ungefähr, da muss man vorher ran, denn vor den Erfolg haben die Götter auch »ein wenig Schweiß gesetzt«. Motivation und persönliches Engagement sind gefragt und nötig – den Genuss gibt's später praktisch als Belohnung obendrauf.

Essen Sie (sich) gesund

Die tägliche Zufuhr an Energie – und das gilt für Kranke und Gesunde – sollte so hoch sein, dass ein *normales Körpergewicht* erreicht oder gehalten wird. Wichtig ist das vor allem für Typ-2-Diabetiker. Die Wirkung des Insulins nimmt mit steigendem Körpergewicht ab. Die Konsequenz: Gewichtsreduktion führt meist zu einer Verbesserung oder sogar Normalisierung der Blutzuckerwerte.

Achten Sie auf ein normales Körpergewicht

»Gesunde Ernährung« sollte sich (in Prozent der Gesamtkalorien pro Tag) so zusammensetzen: maximal 35 % Fette, ca. 45–60 % Kohlenhydrate (möglichst Mehrfachzucker), 10–15 % Eiweiß, mindestens 40 g Ballaststoffe. Auch Haushaltszucker (Saccharose) ist für Diabetiker erlaubt – bis zu 10 % der täglichen Kalorienmenge (1 g Kohlenhydrate entspricht 4 kcal).

Die berühmten Broteinheiten (10 bis 12 g Kohlenhydrate pro BE) sind heute als Berechnungsgrundlage nur noch für Typ-1-Diabetiker relevant.

Goldene Regeln fürs Essen[2]

Regel eins: Abwechslungsreich und vielseitig essen! Mageres Fleisch aussuchen, sichtbares Fett abschneiden. Fleisch, wenn möglich, ohnehin nur ein- bis zweimal wöchentlich, Wurst und Eier in Maßen. Kochen Sie mit wenig Fett und bei geringer Hitzezufuhr. Sie sollten möglichst wenig gesättigte Fette aus Fleisch und Milchprodukten essen. Ölhaltiger Fisch ist die bessere Option als Fleisch. Für Milchprodukte wie Joghurt, Käse oder auch Brotaufstriche gilt: Die Milch sollte fettreduziert sein.

Regel zwei: Essen Sie mehr Gemüse, Hülsenfrüchte, Frischobst, (Vollkorn-)Getreideprodukte und Kartoffeln. Fünfmal pro Tag Obst und Gemüse essen – schaffen Sie das? Nahrungsexperten empfehlen, sich an diese Regel zu halten. Obst und Gemüse enthalten Vitamine, Mineralstoffe und Ballaststoffe. Sie haben einen hohen Wasseranteil und deshalb einen niedrigen Energiegehalt. Dennoch liefern sie viele Nährstoffe, die der Körper selbst nicht herstellen kann. Das sind vor allem Vitamine (ProVitamin A, Vitamin C, E und Folsäure) und außerdem Mineralstoffe (Magnesium, Kalium, Eisen). Hinzu kommen Ballaststoffe. Gerade diese Vitamine können zur Prophylaxe von Folgeschäden des Diabetes beitragen.

Wenig Fleisch, viel Gemüse und Vollkorn

Weil der Energiegehalt niedrig ist (bei 100 g etwa 30–60 kcal) und weil Obst und Gemüse praktisch keinen Fettgehalt haben (Ausnahme: Avocados), ist es möglich und empfehlenswert, dass sie in großen Mengen verzehrt werden.[3]
Keine Obstsorte hat übrigens mehr Kohlenhydrate als Bananen. Sie sind geeignet, um etwa beim Sport Unterzuckerungen zu ver-

hindern. Grün sollten sie nicht sein, sondern reif. Dann haben sie besonders viel Traubenzucker.
Beim Obstkauf sollten Sie nicht auf Importware setzen, sondern regional angebautes Obst der Saison oder auch Bioware vorziehen. Deutsches Obst enthält in aller Regel weniger Pestizide als Produkte aus Südeuropa oder Übersee.

Verwenden Sie möglichst wenig Salz

Regel drei: Verwenden Sie weniger Salz und Natrium. Vorbehandelte oder schon fertig gewürzte Produkte enthalten oft viel Salz und Natrium. Besser sind Nahrungsmittel, die naturbelassen sind. Tiefkühlessen und Dosennahrung, die besonders viel Salz enthalten, sollten Sie meiden. Verwenden Sie auch beim Kochen Kräuter und Gewürze!

Regel vier: Bei Kuchen oder Keksen, die einen hohen Zuckergehalt haben, ist Zurückhaltung empfehlenswert. Dabei gilt es zu bedenken: Nahrungsmittel, die fettreduziert sind, enthalten oft viel Zucker. Und Nahrungsmittel mit wenig Zucker können dafür einen höheren Fettgehalt haben.

Trinken Sie ausreichend Wasser

Regel fünf: Trinken Sie jeden Tag ein bis zwei Liter Wasser. Ausreichender Wasserkonsum ist insbesondere für Typ-2-Diabetiker von fundamentaler Bedeutung. Wir erinnern uns: Viele Diabetiker klagen vor der Therapie über starken Durst und vermehrtes Wasserlassen. Und: Mit Wasser wird überschüssige Glucose über den Urin ausgeschieden. Dem Gewebe und den Zellen wird Flüssigkeit entzogen. Also: Wasser trinken, was das Zeug hält!

Regel sechs: Trinken Sie möglichst wenig Alkohol. Ein Gläschen Wein am Tag wird man akzeptieren können. Besser ist es allerdings, wenn Sie den Konsum von Alkohol vermeiden oder so wenig wie möglich trinken. Frauen sollen nicht mehr als ein Achtelliter Wein oder ein Viertelliter Bier am Tag konsumieren, Männer nicht mehr als das Doppelte dieser Mengen. Das sind 12 beziehungsweise 24 Gramm Alkohol.[4]

Achten Sie beim Alkoholkonsum auf Wechselwirkungen mit Diabetes-Medikamenten

Sie wollen (können) nicht auf Alkohol verzichten? Sprechen Sie mit Ihrem Arzt. Die besondere Gefahr für Diabetiker besteht bei Alkoholkonsum darin, dass der Blutzuckerspiegel sinkt, unter anderem auch wegen der Wechselwirkung mit Diabetes-Medikamenten. Bei Insulin- oder Sulfonylharnstoff-Therapie kann das im Extremfall lebensgefährlich sein.

Außerdem ist zu empfehlen, dass Alkohol nur zusammen mit kohlenhydratreichen Mahlzeiten aufgenommen werden sollte, weil er die Freisetzung der Glucose aus der Leber blockiert. Die Zuckerfreisetzung ist bereits ab Blutalkoholspiegeln von 0,45 Promille gestört, so die Deutsche Diabetes-Gesellschaft (DDG).

Regel sieben: Werfen Sie alte Vorschriften über Bord. Früher galt: Viele kleine Mahlzeiten anstelle weniger großer. Weil sich die medikamentöse Zusatztherapie verbessert hat, ist diese Regelung heute nicht mehr so streng zu handhaben.

Schon gewusst?

Ballaststoffe können viel bewirken. Sie senken den Cholesterinspiegel, steigern die Darmtätigkeit, schützen vor Übergewicht und haben eine ausgleichende Wirkung auf den Blutzuckerspiegel.

Regel acht: Zucker streng verboten? Das war einmal. Wichtig ist es, die Resorptionsgeschwindigkeit zu beachten, also die Zeit, die der Zucker braucht, um ins Blut zu gelangen. Sehr schnell geht das bei den Einfachzuckern Trauben- oder Fruchtzucker. Nicht ganz so schnell gelangen Zweifachzucker wie etwa Rohr- oder Milchzucker ins Blut. Sie müssen erst zu Einfachzucker zerlegt werden. Noch länger dauert es, bis Mehrfachzucker zerlegt worden ist. Die stecken zum Beispiel in Nudeln oder Kartoffeln. Isst man Mehrfachzucker, steigt der Blutzucker also wie gewünscht nur langsam. Empfehlenswert sind auch Vollkornprodukte. Ihr hoher Anteil an löslichen Ballaststoffen verlangsamt die Verdauung und lässt den Blutzucker weniger ansteigen. Es kommt also nicht zu den Körper schädigenden schnellen Zuckerspitzen.

Mehrfachzucker einfachen Zuckern vorziehen

Auf das Gewicht kommt es an

Aktiv mit beiden Beinen im Leben stehen – das möchte doch eigentlich jeder. Und das ist auch für Diabetiker machbar, wenn die Therapie greift. Normalgewicht und Bewegung sind dabei die

Eckpfeiler der Therapie. Der Body-Mass-Index soll beim erwachsenen Diabetiker zwischen 18,5 und 24,9 Kilogramm Körpergewicht pro Quadratmeter Körperoberfläche liegen, da sind sich alle Diabetologen einig. Alles, was darüber liegt – das ist zu viel.[5]

Senioren sollten nicht zwanghaft abspecken

Nicht ganz so streng wird die Sache mit dem Zielgewicht beim älteren Zuckerkranken gesehen, da dürfen schon ein paar Pfündchen mehr auf die Waage kommen. Krampfhaftes Abspecken und Hungern nimmt den Senioren im wahrsten Sinne des Wortes die Lebenskraft – die Muskeln schwinden eher als die Fettpölsterchen. Koordination und Muskelkraft lassen nach, es kommt zu Stürzen mit Schmerzen und schlimmstenfalls Knochenbrüchen.

Gerade für sie ist dann nach der erforderlichen Schonzeit die Rückkehr in die Bewegung und das Alltagsleben in Selbständigkeit schwer oder nicht möglich. Außerdem haben Senioren bessere Aussichten, schwere Erkrankungen zu überstehen, wenn sie ein paar Pfunde mehr auf den Rippen haben.

Erbanlagen können die Gewichtsreduktion erschweren

Apropos Gewicht: Wie oft höre ich, dass Patienten versichern, sie essen fast nichts und die Pfunde würden dennoch nicht purzeln. Noch nicht einmal 500 Gramm weniger als am Vortag zeige die Körperwaage an, kommen die Klagen. Man weiß heute, dass bei gleicher Energiezufuhr der Gewichtsverlauf verschiedener Menschen doch unterschiedlich ist. Wissenschaftler haben gezeigt, dass Erbanlagen eine Rolle spielen. So berichtet Privatdozent Dr. Helmut Walter, Diabetologe und Nierenspezialist am Klinikum Nürnberg[6], über Studien, in denen man gesunde Menschen ohne Angehörige mit Typ-2-Diabetikern und gesunde Menschen mit Typ-2-Diabetikern in der Familie über einen gewissen Zeitraum mit der gleichen Kalorienmenge ernährt hat und sich später den Gewichtsverlauf in den beiden Gruppen angesehen hat. Da zeigte sich, dass die Menschen mit Diabetikern in der Familie schwerer geworden waren als die ohne. Also spielt hier die Veranlagung eine Rolle. Die erste Gruppe hat also in der Tat »leichter zugenommen«, obwohl alle dasselbe gegessen hatten.

Bei einer zuckerkranken Patientin läuft die Sache leider nicht so gut. Sie ist 58 Jahre alt, 162 cm groß, 95 kg schwer. Letzteres tendenziell steigend. Glücklich wirkt sie nicht, eher hilflos und resigniert. »Wollen wir gemeinsam überlegen, was Sie vielleicht tun könnten?«, fragte ich sie.

Ich versuche, Verständnis zu signalisieren, ihr verschiedene Hilfsangebote zu vermitteln. »Das sind die Tabletten, ich esse nichts.« Zum Teil hat sie recht. Einige Tabletten führen zur Gewichtszunahme. Richtig ist auch, dass erbliche Faktoren hier zum Übel beitragen. Und: dass dick nicht gleich dick ist. Von glücklichen Dicken ist da unter Stoffwechselexperten heute die Rede.

Etwa jeder dritte Dicke zählt zu ihnen. Warum? Neueste Forschungen haben gezeigt, dass sie im Vergleich zum Normalgewichtigen eine ähnlich gute Insulinempfindlichkeit haben. Bei intakter Reaktion der Zellen auf Insulin läuft der Stoffwechsel noch reibungslos und der Blutzucker kann in die Zellen geschleust werden. Ist diese Reaktion aber gestört, die Zellen also nicht mehr insulinempfindlich, funktioniert das nicht. Der Zucker im Blut bleibt dort, weil das Insulin an der Zelle nicht wirken kann.

Die genauen Ursachen, warum einige Übergewichtige eine normale Insulinempfindlichkeit haben und andere nicht, kennen die Experten (noch) nicht. Sie haben nur herausgefunden, dass es so ist.

Etwa jeder Dritte Übergewichtige spricht gut auf Lebensstilveränderungen an

Dass bei den Dickeren mit intakter Zellreaktion auf das zuckersenkende Hormon das Risiko für Herzkreislauferkrankungen trotz des Übergewichts nicht so hoch ist, berichtet Professor Dr. med. Hans-Ulrich Häring von der Universitätsklinik Tübingen beim Diabetes Kongress in Stuttgart im Mai 2012. Diese 30 Prozent der Übergewichtigen sprechen auch besonders gut auf Lebensstilveränderung (Sport, Ernährung) an.[7]

Das Fazit, das man ziehen könnte: Man geht am besten davon aus, dass man als Dicker zu dieser »Glücklichengruppe« gehört, lässt sich nicht entmutigen und bleibt beharrlich bei der Sache, auch wenn das Gewicht nicht weiter purzeln will. Einem Teil der überflüssigen Kilo kann man in jedem Fall zu Leibe rücken.

Anscheinend gehörte die genannte Patientin nicht zu den glücklichen Dicken. Der HbA1c-Spiegel lag bei dieser Patientin anfangs bei 8,5 %, in den Folgekontrollen ging es über Jahre hinweg gesehen mit allem eher nach oben. Der letzte HbA1c-Wert rangierte bei 10,9 %, was in etwa einer durchschnittlichen Blutzuckerhöhe von 266 mg/dl entspricht. Und das trotz intensiver Behandlung vom Diabetologen – zumindest wurde seinerseits eine Therapie empfohlen. Was davon auch wirklich in ihrem Körper ankam und wie ihr Tagesverlauf inklusive des tatsächlichen Pensums an Bewegung und Ernährung aussahen, weiß nur die Patientin.

Auch eine Schilddrüsenerkrankung kann zur Gewichtszunahme führen

Wenn Sie zu viele Kilos auf die Waage bringen, wird Ihr Arzt natürlich nachhaken und Sie nach Ihren täglichen Ernährungsgewohnheiten und dem Ausmaß Ihrer körperlichen Aktivität fragen. Sicher wird er auch eine Schilddrüsenstoffwechselstörung ausschließen. Erst einmal wird der Kollege seinen Blick auf Ihre

Schilddrüse werfen und Sie fragen, ob Sie das Gefühl haben, Sie hätten einen dickeren Hals bekommen. Denn bei Hormonmangel steigt nicht nur das Körpergewicht – auch das Schilddrüsengewebe nimmt zu, ein Kropf kann sich entwickeln. Mit dem Organwachstum versucht der Körper, dem Schilddrüsenhormonmangel entgegenzusteuern.

Auch wenn Sie (noch) keinen Kropf haben, wird der Arzt Blut aus Ihrer Armvene nehmen und ins Labor schicken. Das Ergebnis zeigt, ob eine Unterfunktion der Schilddrüse vorliegt. Ist das so, wird er noch weitere Blutuntersuchungen vornehmen, um die genaue Ursache der Funktionsstörung herauszufinden. Er kann dann sehen, ob es sich um eine Autoimmunkrankheit oder einen Entzündungsprozess handelt.

Außerdem wird er Ihnen eine Ultraschalluntersuchung der Schilddrüse empfehlen, um der Sache weiter auf den Grund zu gehen. Sie müssen ihm natürlich sagen, ob Sie bereits Schilddrüsenmedikamente einnehmen, wann und wie Sie das tun. Wenn sich Einnahmefehler einschleichen, kann das Medikament nicht wirken und Ihr Hormonspiegel bleibt niedrig, obwohl Sie die Pillen schlucken.

Aufgepasst

Nehmen Sie die Schilddrüsentabletten am frühen Morgen nüchtern zu sich, weil der Wirkstoff sonst nicht dort landen kann, wo er hingehört: ins Blut. Dann kann die Funktion der Schilddrüse auch mit den verordneten Tabletten nicht reguliert werden.

Vielleicht haben Sie ja die Pilleneinnahme in den letzten Wochen in der Alltagshektik ganz vergessen? Oder Sie sind noch nicht zum Arzt gekommen, um sich ein neues Rezept zu holen?
Auch wenn Sie neue Medikamente von einem anderen Facharzt bekommen haben, müssen Sie es Ihrem Hausarzt sagen. Denn dabei können Wechselwirkungen zwischen den verschiedenen Tabletten oder die Nebenwirkung eines Präparates selbst die Ursache der Schilddrüsenunterfunktion sein.
Kommt der Stoffwechsel durch die Unterstützung der Schilddrüse wieder in Schwung, wird auch das Abnehmen leichter.

Das Medikament Bewegung

Und nun zum zweiten Eckpfeiler der Basistherapie bei Diabetes. Neben dem Gewicht, das doch bei sehr vielen Diabetikern über den gewünschten Zielbereich hinausgeschossen ist, ist das Thema Bewegung der zweite Dauerbrenner in puncto Lebensstiländerung.

Bewegung ist wichtig und macht gute Laune

Die motivierende Nachricht: Wenn Sie sich dauerhaft mehr bewegen, dann werden Sie auch dünner. Leben mit Diabetes – packen Sie's an und laufen Sie los. Einfach raus in die Natur oder mal schnell um den Block, und das jeden Tag. Wo es auch immer nur geht, die Bewegung sollte auch in Ihrem Leben einen festen Platz finden. Besser noch: Ihnen direkt in Fleisch und Blut übergehen, sodass Sie (fast) alles aktiv angehen, was auch passiv möglich ist. Das Gute daran ist, dass es im Lauf der Zeit regelrecht zum Reflex wird – Sie marschieren automatisch, ohne dass Sie darüber nachdenken. Und noch was Schönes: Bewegung macht gute Laune!

Mehr Schritte bedeuten weniger Diabetes und weniger chronische Erkrankungen – diese Aussage ist klar, deutlich und wissenschaftlich sattelfest. Eine Studie aus dem Jahr 2005 hat dies wiederum bestätigt: Dafür wurden im kleinsten australischen Bundesstaat Tasmanien bis 2005 über insgesamt fünf Jahre von knapp 600 Erwachsenen mittleren Alters Schritte gezählt, Körpergewicht gemessen und zweimal ein Zuckerbelastungstest gemacht. Das Ergebnis: Wer am Ende mehr Schritte machte, hatte einen niedrigeren BMI, eine schmalere Taille und einen besseren Zuckerstoffwechsel.[8]

Wollen Sie wissen, wie Sie es selbst ganz einfach in die Hand nehmen können, Ihr Leben zu verlängern? 15 Minuten pro Tag leichte körperliche Aktivität – damit verringern Sie Ihr Sterberisiko. Das Viertelstündchen ist zu schaffen, es liegt allein in Ihrer Hand …[9]

Die WHO empfiehlt: 150 min wöchentlich spazierengehen

Weiter geht es mit den guten Nachrichten: Vorsorgemediziner aus Boston haben 2012 Daten untersucht, die die Weltgesundheitsorganisation (WHO) erhoben hat, und Erstaunliches festgestellt. Die Lebenserwartung stiege weltweit um etwa acht Monate (0,7 Jahre), wenn keiner mehr schlapp und bewegungslos zu Hause auf der Couch läge, sondern sich, so wie von der WHO empfohlen, 150 Minuten in der Woche »leicht bis moderat« bewegte. Das ist beim Wandern, Radeln und gemütlichen Spazierengehen der Fall. Ist die Bewegung intensiver – zum Beispiel beim Joggen – tun's schon 75 Minuten wöchentlich. Dann gäbe es weniger Brust- und Darmkrebskranke und immerhin auch sieben Prozent weniger Diabetiker.[10]

Schon gewusst?

Bei körperlicher Aktivität wird der Zucker als Energiequelle genutzt. Sind die Vorräte aus Blut und Muskelspeicher aufgebraucht, geht's bei längerer Bewegung den Fetten an den Kragen. Die größeren Fettpakete (Neutralfette, Triglyceride) werden in ihre kleineren Baueinheiten (freie Fettsäuren und Zuckeralkohol Glycerin) zerlegt und dem Muskel als Energiequelle präsentiert. Die freien Fettsäuren werden direkt im Muskel verbrannt, das Glycerin rutscht in den Stoffwechselweg der Zuckerneuherstellung und kommt dann auch als Energiequelle für den arbeitenden Muskel infrage. Aus bestimmten Einzelbausteinen der Eiweißstoffe (glucoplastische Aminosäuren) kann der Körper ebenfalls Zucker herstellen.

Ausdauersport schützt darüber hinaus vor Herzkreislauferkrankungen, weil Fettstoffwechsel, Blutdruck und Herzfrequenz reguliert, die Funktion der Gefäße verbessert und die Entzündungszellen auf niedrigem Niveau gehalten werden. Außerdem: Sport macht Spaß!

Ein Schrittzähler kann hilfreich sein

Gehen Sie Schritt für Schritt in die richtige Richtung in ein längeres Leben. Das machen Sie, sobald Sie sich in Bewegung setzen und losgehen. Vielleicht legen Sie sich einen Schrittzähler zu. Der ist kaum größer als eine Streichholzschachtel. Sie können ihn bequem an den Hosenbund klemmen oder in die Tasche stecken. So haben Sie Ihr Pensum schnell im Blick: Täglich 10 000 Schritte laut amerikanischer Empfehlung und 3000 Schritte mehr am Tag als bisher sagen die deutschen Wissenschaftler, um den Pfunden zu Leibe zu rücken und so die Wirkung des blutzuckersenkenden Hormons Insulin zu erhalten. Professor Klaus Völker, Direktor des Instituts für Sportmedizin der Universität Münster, sagt, »zwischen 7500 und 10000 Schritten« sollten es auf jeden Fall sein.[11]

Es geht nicht darum, plötzlich ein Extremsportler zu werden. Klar ist es verlockend, sich locker auf die Couch gleiten zu lassen und den Feierabend sozusagen in Bewegungslosigkeit und kompletter Muskelentspannung zu genießen. Richtig, das muss man sich auch mal gönnen, einfach relaxen! Dennoch: Ihrer Gesundheit zuliebe – körperliche Aktivität gehört einfach zum Leben dazu.

Aufgepasst

Schlechte Luft macht krank: Wer häufig Auspuffabgase einatmen muss, hat ein höheres Risiko, zuckerkrank zu werden. Umweltmediziner von der dänischen Krebsgesellschaft haben den Zusammenhang zwischen steigender Stickstoffdioxidbelastung und mehr Neuerkrankungen an Diabetes festgestellt. Häufiger waren davon Menschen betroffen, die Sport treiben und nicht rauchen.[12] Achten Sie daher bei der Wahl Ihrer Wegstrecken darauf, möglichst nicht in der Nähe größerer Straßen zu laufen.

Stecken Sie sich keine zu hohen Ziele, fangen Sie ganz einfach an: Wann und wo es auch möglich ist, beanspruchen Sie ihre Muskulatur und die Gelenke. Lassen Sie den Fahrstuhl einfach links liegen, laufen Sie die Treppen rauf und runter. Tricksen Sie sich selbst ein wenig aus – und parken bewusst weiter vom Ziel entfernt und gehen Sie ein Stück zu Fuß.

Jeder zusätzliche Schritt zählt

Jeder Schritt und jeder Meter zählen, jede Bewegung ist besser als keine Bewegung. Trainieren Sie sich in die Routine, das gibt ein wenig Struktur, gibt Ihnen ein wenig Sicherheit und festigt das Ganze. Lassen Sie das Auto stehen und nehmen Sie Ihr Fahrrad. Gehen Sie mit Ihrem Hund spazieren. Sie haben keinen? Überlegen Sie, ob Sie sich vielleicht einen anschaffen sollten. Denn er muss raus, Sie müssen mit – und das ist gut so.
Und denken Sie dran – zu zweit oder in der Gruppe macht's noch mehr Spaß.

Schon gewusst?

Was zusätzlich für einen Vierbeiner als Hausgenossen und Weggefährten spricht: Eine Beziehung zu einem Hund hat eine nachgewiesenermaßen antidepressive Wirkung. Für Katzen gilt das nicht. »Warum das so ist, wissen wir aber nicht«, sagt der Neurologe und Psychiater Dr. Volker Busch von der Universität Regensburg.

Liegen, essen, schlafen

Auf dem Weg der Lebensstiländerung kommen Sie das ein oder andere Mal sicher auch am Bermudadreieck »Liegen, Essen, Schlafen« vorbei. Lassen Sie sich nicht entmutigen, Sie dürfen, wie gesagt, dort auch mal verweilen und sich hinreißen lassen. Zur Gewohnheit sollte es nicht werden. Sonst wird es in der Tat zum »übergewichtigen Problem«.

Lassen Sie sich von Rückschlägen nicht entmutigen

Wenn Sie mal frustriert sind – nicht aufgeben, Eigenmotivation ist angesagt. Gestehen Sie Rückschläge Ihrem Partner oder rufen Sie Freunde an. Das entlastet, und wenn Sie Glück haben, werden Sie von den Menschen, denen Sie wichtig sind, getröstet und auch gleich motiviert, wieder auf Trab zu kommen.

Eine gewisse Gelassenheit und Toleranz mit Blick auf Ihre Fehler sind wichtig, damit ein gesundes Gleichgewicht aus kleinen Fehltritten und gesundheitsbewusstem Verhalten entstehen kann. Versuchen Sie nicht, perfekt zu sein, denn das quält, wird zum Zwang und ist somit kontraproduktiv, um eine »gesunde Routine« zu entwickeln. Eine Lebensstiländerung muss einleuchten, zum Typ passen und mühelos im Alltag in die Tat umgesetzt werden können. Denken Sie daran, alles braucht seine Zeit, nur mit Geduld fügen sich die Dinge zusammen und beginnen, rund zu laufen.

Positiv denken unterstützt die Therapie

Und wenn Sie so den einen oder anderen Stein, der Ihnen im Weg liegt, geschickt umschiffen, dann sind Sie auf der Zielgeraden und Ihnen winken Vitalität, Fitness und subjektives Wohlbefinden. Wer sich gesund fühlt, der lebt auch länger – auch als Diabetiker. Es ist tatsächlich so, sagen Forscher der Züricher Universität, die diesen Zusammenhang genau unter die Lupe genommen haben. Immerhin haben Studienleiter Dr. Matthias Bopp und sein Team ihre Teilnehmer mehr als 30 Jahre lang beobachtet und zogen im Januar 2012 das Fazit: Menschen, die sich gesund fühlen, haben gesundheitsfördernde Eigenschaften, etwa eine optimistische Grundeinstellung, die ihnen ein längeres Leben beschert.[13] Hier zeigt es sich wieder einmal: Die positive Sicht der Dinge ist wichtig. Sie hält gesund.

Apropos Gesundheit: Die Weltgesundheitsorganisation (WHO) meint dazu: Der Mensch ist gesund, wenn er sich körperlich, geistig und sozial wohl fühlt.

Sport und Diabetes

Bewegung wird inzwischen auch auf Kassenrezept verordnet. Unzählige Studien haben die positiven Effekte nachgewiesen: Die Leistungsfähigkeit des Herz-Kreislauf-Systems, des Stütz- und Bewegungsapparats steigen, Fettstoffwechsel und Lungenfunktion werden besser. Das Immunsystem wird aktiviert, das Krebsrisiko sinkt. Und: Lebensqualität und Lebensgefühl nehmen zu, auch Glückshormone (Serotonin und Endorphine) werden ausgeschüttet.

Schon gewusst?

Schon Platon forderte: »Der sicherste Weg zur Gesundheit ist es, jedem Menschen möglichst genau die erforderliche Dosis an Nahrung und Belastung zu verordnen, nicht zu viel und nicht zu wenig.«

Wer Sport macht, braucht weniger Medikamente

Bei Bewegung wird zunächst der Zucker im Muskel verbrannt, dann kommen die Stärke-Depots, die in Muskelzellen lagern, dran. Sind diese leer, muss der Nachschub aus dem Blut besorgt werden. Die Folge: Der Zuckerspiegel im Blut sinkt. Ist hier das Angebot zu niedrig, bringen Hormone aus der Leber (Glucagon) und den Nebennieren (Adrenalin) wieder Zucker ins Spiel. Klar ist damit: Wer sich als Zuckerkranker häufig bewegt, wird weniger Tabletten oder Insulin brauchen.

Der Trainierte hat's hier besser: Je mehr Muskeln der Mensch hat, um so mehr Zucker kann verstoffwechselt werden. Wohldosiertes Krafttraining fördert dabei den Muskelaufbau.

Nordic Walking, schnelles Gehen, Bergwandern, langsamer Dauerlauf, Skiwandern, Schwimmen und Radfahren – diese Ausdauersportarten empfehlen die Diabetologen. Vor Trainingsbeginn steht der Gesundheits-Check, hier werden Auge, Niere, Herz, Blutdruck- und Pulsverhalten unter die Lupe genommen. Nach dem Belastungs-EKG weiß der Sporteinsteiger, wo seine Blutdruck- und Pulsschlaggrenzen liegen.

Dabei gilt: Der Diabetiker ohne Folgeerkrankungen darf sich bis zur Muskelerschöpfung belasten. Für alle anderen gelten individuell festzulegende Regeln, die mit dem behandelnden Arzt abgesprochen werden sollten. Überbelastung ist nicht nur schädlich für Muskeln, Knochen, Sehnen und Bandstrukturen. Überschreiten Sie Ihre persönliche Belastungsgrenze, dann entstehen schädliche Stoffwechselprodukte (Lactat) im sauerstoffarmen Zellmilieu. Das sollte nicht passieren, denn das Trainingsziel ist der vollständige Zuckerabbau zu Kohlendioxid und Wasser – wobei eine ausreichende Versorgung mit Sauerstoff gesichert sein muss.

In der ersten Trainingsphase wird die nötige Energie aus Zucker gewonnen. Wenn Sie etwa eine halbe Stunde am Ball bleiben, dann rücken Sie auch Ihren Fetten zu Leibe.

Nicht alle Sportarten sind geeignet

Kritisch zu sehen sind Tauchen, Fallschirmspringen, Extremklettern, Skitouren in großer Höhe, Wildwasser, Kanufahren und Drachenfliegen. Warum? Weil Menschen mit Diabetes im Fall der Unterzuckerung nur eingeschränkt urteilsfähig sind, sagen die Diabetologen. Auch hier gibt es Ausnahmen, denn bei großer persönlicher Erfahrung, risikobewusstem Verhalten und intensiver Schulung müssen Sie nicht auf diese Sportarten verzichten, wenn Ihr Herz daran hängt.

Aufgepasst: Überlisten Sie sich selbst!

Für Sportmuffel gilt: Nicht entmutigen lassen, auch kleine regelmäßige Alltagsaktivitäten zählen, wie schon erwähnt. Überlisten Sie sich selbst und stellen Sie sich im Alltag »kleine Hürden«. Parken Sie bewusst ein paar Straßen weiter vom Ziel entfernt – oder lassen Sie das Auto stehen. Traben Sie im Büro zum Kopiergerät einen Stock höher, nutzen Sie die Treppe statt den Aufzug, rufen Sie den Arbeitskollegen das ein oder andere Mal nicht an, sondern schauen direkt bei ihm vorbei. Nett ist es auch, wenn man zur Mittagspause zu den Kollegen im Erdgeschoss marschiert.

Im Idealfall bewegen Sie sich drei bis vier Mal pro Woche für jeweils 30 bis 60 Minuten. Wenn Sie das nicht schaffen, dann fangen Sie mit drei Mal zehn Minuten an. Hauptsache, Sie sind auf den Beinen.

In der Gruppe steigt der Spaßfaktor

Leichter kann man sich in einer Gruppe motivieren dranzubleiben. Und zu mehreren macht die sportliche Bewegung auch mehr Spaß als allein. 84 Diabetiker sind im Sommer 2011 nach einer sechsmonatigen intensiven Vorbereitung beim Köln-Marathon gestartet. 14- bis 76-Jährige trainierten unter sportwissenschaftlicher und medizinischer Aufsicht.

Für jeden hilfreich: die Grundsätze des »Diabetes Programm Köln«

Für jeden Teilnehmer in diesem »Diabetes Programm Köln«, das die Deutsche Sporthochschule mit mehreren Partnern initiiert hatte, galten sieben Grundsätze:[14]

- Führen Sie als Sportneuling ein Gespräch mit Ihrem Arzt und lassen Sie sich gründlich durchchecken.
- Erlernen Sie Selbstkontrolle und die richtige Zufuhr von Insulin während der körperlichen Belastung!
- Halten Sie immer eine Notfall-Broteinheit (Gel, Saft etc.) parat, um Unterzuckerung zu vermeiden!
- Kontrollieren Sie vor dem Training immer Ihren Blutzuckerwert. Dieser sollte im Idealfall zwischen 150 und 200 mg/dl liegen. Ist Ihr Blutzuckerspiegel stark erhöht, ca. ab 300 mg/dl, dann lassen Sie das Training lieber einmal ausfallen.
- Setzen Sie sich Grenzen! Erreichen Sie nur das Machbare und nicht das Gewollte, denn Sie sollten Ihre Grenzen respektieren! Sie haben schließlich die Wahl, welche Strecke Sie laufen wollen!
- Nehmen Sie vorsorglich während des Laufens Kohlenhydrate zu sich!
- Bedenken Sie den Nachbrenneffekt, der nach dem Training ein-

setzt! Diesen Blutzuckerverlust müssen Sie bei der Insulineinnahme mit einberechnen!

Individuelle Anpassungsstrategien zur guten Stoffwechselkontrolle und Sicherheit des Einzelnen sind hier gefragt. Gerade auch im Hinblick auf den Diabetestyp des sportlich Aktiven. Denn die Stoffwechselsituation ist unterschiedlich. Ein Typ-2-Diabetiker hat Insulin im Überschuss, das aber an der Zelle nicht so gut wirken kann. Wenn sich der Typ-2-Diabetiker bewegt, bessert sich dies.

Beim Sport den Diabetes mitbedenken

Beim Typ-1-Diabetiker herrscht hingegen Insulinmangel. Sport bringt den Zuckerstoffwechsel hier sozusagen aus dem Ruder: Ohne den »Schlüssel« Insulin kommt der Zucker nicht in die Zelle. Deshalb spritzt der Typ-1-Diabetiker es selbst. Aber: Gespritztes Insulin stört seine körpereigene Regulation. Warum? Die Leber erhält dadurch das Signal »Zuckerproduktion Stopp«, während die Muskelzelle dem Kommando »Zucker rein« folgt, um die nötige Energie zur Muskelarbeit gewinnen zu können. Die Folge: Unterzucker. Und aus der Leber gibt's keinen Nachschub. Zuckerzufuhr und/oder Insulinreduktion sind die Lösungsstrategien für Typ-1-Diabetiker, die Sport treiben.

In speziellen Bewegungsgruppen für Menschen mit Diabetes wird unter fachlicher Anleitung, manchmal auch unter Arztaufsicht trainiert. Sportvereine, Selbsthilfegruppen oder Ihr Arzt geben darüber Auskunft, wo was angeboten wird. Fragen Sie auch nach, für welche Sportveranstaltungen (z. B. Walking-Kurs) Sie mit einer Kostenübernahme Ihrer Krankenversicherung rechnen können.

Hochleistungssport für Diabetiker

Hochleistungssport und Diabetes – das passt auf den ersten Blick nicht zusammen. Aber der Schein trügt. Der Spitzensportler und Leichtathlet Daniel Schnelting zum Beispiel hat seit seinem fünften Lebensjahr Typ-1-Diabetes. Er wurde 2010 deutscher Meister im 200-Meter-Lauf.

»Ich kann nur Leistung bringen, wenn meine Blutzuckerwerte stimmen«, sagt er. Für den Trainingsstart strebt der Sprinter einen aktuellen Blutzuckerwert von etwa 150 mg/dl an. »Nach einer halben Stunde Joggen kann der schon auf 80 mg/dl sinken, dann esse ich eine Banane.«

Bananen und Traubenzucker: Erste Hilfe gegen Unterzuckerung

Sieben- bis neunmal misst er an einem normalen Trainingstag seinen Blutzucker, an Wettkampftagen noch häufiger. Stoffwechselentgleisungen dauerhaft vermeiden und locker bleiben, wenn mal nicht alles klappt – das ist eine Kernherausforderung für Topsportler mit Diabetes. Traubenzucker, Bananen und zuckerhaltige Getränke hat Schnelting immer dabei, um schnell reagieren zu können.

Ein anderer Typ-I-Diabetiker genoss in seiner aktiven Zeit als Sportler bei Fußballfans eine große Popularität: Dimo Wache, früherer Torwart und Kapitän des Bundesligisten 1. FSV Mainz 05, war nicht nur deshalb beliebt, weil er mit Glanzleistungen und einer vorbildlichen professionellen Einstellung Zeichen setzte. Er demonstrierte auch eindrucksvoll, dass man mit der Krankheit ganz normal und gut leben kann.

1998 wurde bei Wache Typ-1-Diabetes diagnostiziert. Zunächst habe er die Diagnose aus Sorge vor dem Aus seiner Kickerkarriere verschwiegen. Doch dann beschloss der Fußballer, offensiv mit der Krankheit umzugehen. Er ließ sich nicht entmutigen und lernte, dass es durchaus möglich ist, als Fußballprofi mit Diabetes zu leben.

Und noch ein auch in Deutschland extrem populärer Spitzensportler hat Typ-1-Diabetes. Es ist der Olympiasieger im Gewichtheben und gebürtige Österreicher Matthias Steiner, bei dem die Krankheit an seinem 18. Geburtstag diagnostiziert wurde.

Gewichtheben als Leistungssport und Diabetes – das schien zunächst überhaupt nicht zueinander zu passen. Steiner ließ sich nicht verunsichern. Er suchte professionelle Unterstützung und schaffte es, sich von einem strikten Diätplan zu lösen.

Insulindosis und Essen wurden an das Training angepasst, Steiner ging darüber hinaus stets offen mit dem Diabetes um. Mit Trainingspartnern und Trainern habe er über seine Krankheit und die mit einer Unterzuckerung verbundenen Gefahren gesprochen, berichtet der Athlet. Die Menschen in seinem Umfeld waren vorbereitet, um im Ernstfall schnell helfen zu können.

Sport sollte zum Alltag des Diabetikers dazugehören

Natürlich haben nur die wenigsten Diabetiker ernsthaft den Wunsch, Leistungs- oder gar Hochleistungssport zu betreiben. Aber die Beispiele zeigen: Die Diagnose Diabetes ist kein Grund, auf Sport zu verzichten. Ganz im Gegenteil: Körperliche Bewegung gehört als fester Therapiebestandteil in das Alltagsleben des Diabetikers und verbessert die Lebensqualität.

Wenn Diabetiker in die Schule gehen

Damit Sie selbst Experte in eigener Sache werden, können Sie das erforderliche Wissen auch in einer Fortbildung für Diabetes (anerkannte strukturierte Diabetesschulung) erfahren. Hier gibt es alle Infos rund um die Zuckererkrankung inklusive Tipps für den Alltag, damit Sie die Sache auch sicher selbst in die Hand nehmen können. Fragen Sie auch bei Ihrer Krankenkasse, welche Schulungsprogramme den Qualitätskriterien der diabetologischen Fachgesellschaften entsprechen. Haken Sie nach, ob auch der Gesundheitspass Diabetes und das Diabetes-Tagebuch Themen sind.

Gar nicht schlecht ist es, wenn Ihr Partner mitgehen kann. Denn auch er sollte über Ihre Erkrankung informiert sein. Bei manchen Diabetes-Schulungen ist auch ein gemeinsamer Einkauf im Supermarkt, ein gemeinsamer Kochabend oder aber ein Restaurantbesuch geplant.

Wählen Sie den Kurs nach Ihrem Diabetes-Typ

Achten Sie auch darauf, dass es ein Kurs für »Ihren« Diabetes-Typ ist. Denn Typ-1-Diabetiker sehen einen Themenschwerpunkt in der Insulinbehandlung, während Typ-2-Diabetiker häufiger Näheres in puncto Ernährung und Gewichtsreduktion wissen wollen.

Außerdem haben Sie in der Fortbildung die Möglichkeit, alle Fragen zu stellen, die Ihnen schon lange auf den Nägeln brennen. Sie können Kontakte zu anderen Zuckerkranken knüpfen, hören und sehen, wie sie mit der Krankheit leben, sich gegenseitig helfen, motivieren und austauschen. Vielleicht wollen Sie auch gemeinsam eine Sportgruppe oder einen Diabetiker-Stammtisch ins Leben rufen.

Die Kosten für die Schulung zahlt die Krankenkasse

Die Kosten für die Schulung und das Schulungsmaterial werden von Ihrer Krankenkasse übernommen. Voraussetzung ist in der Regel, dass Ihr Hausarzt Sie für das strukturierte Behandlungsprogramm (DMP, Disease-Management-Programm) für Diabetiker vorgesehen hat, was nach der Diagnose Diabetes normalerweise der Fall ist.

Wenn Sie Lust haben, können Sie im Internet Ihr in der Diabetesschulung erworbenes Wissen festigen und ergänzen. Dort gibt es Trainingsprogramme, die Typ-2-Diabeter problemlos von zu Hause absolvieren können. Eine Diabetesberaterin begleitet den informationshungrigen Diabetiker durch das Programm, in dem auch zahlreiche Quizfragen eingestreut sind.[15]

Wichtig ist zu wissen, dass dieses Programm die Basisdiabetes-Schulung in der Arztpraxis oder der Klinik nicht ersetzen kann. 14 Einheiten werden präsentiert, in denen es darum geht, die Erkrankung kennen- und verstehen zu lernen. Gefördert wurde dieses Projekt neben anderen auch vom Bundesministerium für Wirtschaft und Technologie.

Schon gewusst?

Prinzipiell bezahlt die Krankenkasse einmalig eine Diabetesschulung. Seit Januar 2011 hat sich das etwas geändert. Eine zweite Schulung wird – je nach Krankenkasse – unter bestimmten Voraussetzungen bezahlt. Zum Beispiel, wenn eine diabetesbedingte Folgeerkrankung neu aufgetreten ist, der Langzeitzucker zweimal hintereinander über 7,5 % oder einmal über 8,5 % war. Oder wenn der Diabetiker in den Schichtdienst muss und sich seine Lebensführung und auch die Behandlung ändert. Bei Kindern und Jugendlichen wird eine zweite Schulung von den Krankenkassen befürwortet, wenn sie medizinisch notwendig und sinnvoll ist.

Eine sehr gute Nachricht für alle Diabetiker ist: Diabetologen wissen heute, dass das Rundumpaket aus Schulung, Ernährungs- und Bewegungstherapie immerhin bereits eine Senkung des HbA1c-Wertes von etwa zwei Prozent bringt.[16] Bei einigen reicht diese Verbesserung der Blutzuckerwerte schon aus, sodass sie keine Medikamente einnehmen müssen.

Der nächste Schritt: Tabletten und Spritzen

Wenn der Blutzuckerspiegel mit Gewichtsnormalisierung und körperlicher Aktivität beim Typ-2-Diabetiker nicht in den Griff zu bekommen ist, sollten Medikamente zum Einsatz kommen. Wir zeigen hier ein kurzes Profil der verschiedenen Präparate.

Metformin – ein Medikament, vielfältige Wirkung

Metformin ist eines der mittlerweile wichtigsten Medikamente zur Behandlung des Typ-2-Diabetes. Es wird seit mehr als 40 Jahren eingesetzt und hat verschiedene Wirkansätze. Die Leberfunktion wird gebremst, sodass die Leberzellen weniger Glucose herstellen und weniger Zucker ins Blut ausgeschüttet wird. Zum anderen wird die Wirkung des Hormons Insulin verbessert. Die Muskeln können in der Folge den Zucker besser zur Energiegewinnung in ihre Zellen schleusen. Der dritte gewünschte Effekt ist, dass im Darm das Tempo der Zuckeraufnahme gedrosselt wird. Außerdem hat das Präparat noch positive Nebeneffekte. Es kann das Hunger-

Metformin: eines der wichtigsten Medikamente

gefühl mildern, Fettstoffwechsel und Gefäßfunktion günstig beeinflussen, chronische Entzündungsprozesse in den Gefäßen dämpfen und einer übermäßigen Verklumpung der Blutplättchen entgegenwirken. Außerdem werden dem Präparat krebsschützende Eigenschaften zugeschrieben.

Der Patient beginnt mit der Einnahme in niedriger Dosierung am besten abends vor dem Schlafengehen. Dann wird über Nacht die Zuckerneuherstellung in der Leber gedrosselt und am nächsten Morgen ist der Nüchternblutzuckerwert niedriger. Tagsüber sollten Sie das Medikament nach dem Essen einnehmen, dann kann es am besten wirken.

In Praxis und Klinik habe ich in mittlerweile mehr als zehn Jahren die Erfahrung gemacht, dass Metformin im Allgemeinen gut vertragen wird. Bei knapp jedem vierten Zuckerkranken kommt es unter der Einnahme von Metformin zu Übelkeit, Magendruck, Blähungen oder Durchfall.

Es gibt ein paar Dinge, auf die während der Behandlung unbedingt geachtet werden muss:

- Vor einer Operation oder einer Untersuchung mit Kontrastmittel muss Metformin abgesetzt werden. Und das etwa zwei Tage vor der Untersuchung oder dem geplanten Eingriff.
- Auch wenn Sie weniger als 1000 Kalorien am Tag aufnehmen, dürfen Sie es nicht einnehmen.
- Metformin stand lange in der Kritik, weil es im Fall einer Sauerstoffminderversorgung des Patienten zu sehr gefährlichen Funktionsstörungen von Nieren und Herz-Kreislauf-Funktion kommen kann. Aber im Laufe der letzten Jahre hat das Medikament eine gewisse Renaissance erfahren, man weiß heute, dass die positiven Wirkungen überwiegen.

Auf den Spuren der Alpha-Glucosidase-Hemmer

Alpha-Glucosidase-Hemmer sind schon sehr lange auf dem Markt. Zwei Wirkstoffe sind hier zu nennen: Acarbose und Miglitol. Nimmt man sie ein, werden die Enzyme, die nach dem Essen den Zucker im Darm in seine Einzelbausteine zerlegen, blockiert und die Zuckerverdauung im Darm verzögert. Außerdem wird die Insulinwirkung besser und die blutzuckersteigernde Wirkung des hormonellen Gegenspielers Glucagon aus der Bauchspeicheldrüse wird gehemmt. Das bedeutet: Der Blutzucker sinkt. Weitere positive Effekte: Man fühlt sich schneller satt, das Gewicht verringert sich um etwa ein Kilogramm.[1]

Alpha-Glucosidase-Hemmer blockieren die zuckerspaltenden Enzyme

Schon gewusst?

Unter der Einnahme von Alpha-Glucosidase-Hemmern sinken Blutzucker und Gewicht. Ähnliche Effekte haben Wissenschaftler auch für ballaststoffreiche Ernährung nachgewiesen.

Wenn Ihnen dieses Medikament verordnet wird, beginnt Ihr Arzt mit einer geringen Dosierung in Form einer Einmal- oder Zweimalgabe am Tag. Vertragen Sie es gut, wird die Dosis langsam erhöht. Auch hier, so haben die Diabetologen im Laufe der Jahre festgestellt, kommen die Patienten mit der Hälfte der laut Packungsanweisung erlaubten Dosis ganz gut klar. Nehmen sie

das Doppelte, also die erlaubte Tageshöchstmenge, kommt es meist nicht zur weiteren Blutzuckersenkung. Allerdings treten vereinzelt mehr Nebenwirkungen auf.
Damit die Alpha-Glucosidase-Hemmer wirken können, müssen Sie diese Tabletten direkt mit dem ersten Bissen der Nahrung schlucken. Gerade am Anfang der Therapie kommt es häufig zu Blähungen und Völlegefühl, die oft einfach wieder aufhören. Bei Durchfall oder Bauchschmerzen sollte die Behandlung beendet werden.

Die Bauchspeicheldrüse anregen

Es gibt eine weitere Gruppe blutzuckersenkender Medikamente. Sie stimulieren die Betazellen der Bauchspeicheldrüse, mehr zuckersenkendes Hormon freizusetzen: Ganz problemlos ist die Behandlung mit diesen Präparaten nicht. Die Bauchspeicheldrüse wird dadurch dauerhaft angefeuert, deshalb früher leistungsschwach und schlapp. Experten nennen das dann »Sekundärversagen«.
Ein Vertreter dieser Stoffgruppe sind die Sulfonylharnstoffe. Es gibt verschiedene Präparate, die sich in Wirkdauer und Einnahmehäufigkeit unterscheiden. Einige kann der Arzt auch bei Nierenfunktionsstörung verordnen, andere nicht. In jedem Fall wird Ihr Arzt mit einer niedrigen Dosis beginnen.

Risiko der Unterzuckerung bei der Einnahme von Sulfonylharnstoffen

Die wesentlichen Nachteile unter der Einnahme von Sulfonylharnstoffen sind Gewichtszunahme und Unterzuckerungsgefahr. Die besteht vor allem bei schlechter Nierenfunktion oder fehlender Nahrungsaufnahme, ungewohnt starker körperlicher Belastung oder Überdosierung. Auch bei Alkoholkonsum kann das passieren. Und weil viele dieser Präparate lange im Körper wirken, besteht die Gefahr des Unterzuckers auch noch sehr lange nach der letzten Einnahme. Bei den neueren Vertretern aus dieser Gruppe ist das Unterzuckerungsrisiko geringer. Die neueren werden in der Regel einmal am Tag, die älteren meist zweimal pro Tag geschluckt. Die Tendenz zur Gewichtszunahme erklärt sich aus den relativ hohen Insulinspiegeln. Experten nennen dieses Phänomen »Insulinmast«. Denn Insulin fördert den Aufbau von Körpermasse, indem es Zucker in die Zellen schleust. Der daraus resultierende niedrige Blutzuckerspiegel löst wiederum Hunger aus. Nach dem Essen kommt wieder Insulin ins Spiel, senkt den Blutzuckerspiegel und mit dem Signal »Hunger« schließt sich der Kreis.

Als mögliche Nebenwirkungen sind unter anderem Magen-Darm-Beschwerden, zum Beispiel Völlegefühl und Übelkeit zu nennen. Ganz selten kommt es zu allergischen Haut- und Schleimhautreaktionen oder zu einem Mangel an Blutplättchen, roten oder weißen Blutkörperchen.

Die Glinide sind eine weitere blutzuckersenkende Medikamentengruppe. Sie funktionieren genauso wie die Sulfonylharnstoffe. Ein Unterschied: Die Glinide wirken blutzuckerabhängig. Bei höheren Blutzuckerspiegeln feuern sie die Funktion der Bauchspeicheldrüse stärker an, bei niedrigeren Zuckerspiegeln wird eben weniger Insulin freigesetzt. So erklärt man sich auch die etwas geringere Unterzuckerungsgefahr. Sie wirken relativ schnell und kurz, werden deshalb dreimal am Tag vor den Hauptmahlzeiten eingenommen.

Glinide: gut geeignet für ältere Menschen

Weil sie kürzer wirken, werden sie auch älteren Patienten verordnet, deren Nahrungsmenge sehr stark schwanken kann. Hat der betagte Diabetiker keinen großen Appetit und ist absehbar, dass er nicht essen wird, dann kann er die Tablette einfach weglassen.

Aufgepasst

Seit 2000 gibt es die Medikamentengruppe der Glitazone auf dem deutschen Markt. Sie machen die Zellen für Insulin empfindlicher. Nachteile und Gefahren sind mögliche Wassereinlagerungen im Körper, Gewichtszunahme, Leberschädigung und mehr Knochenbrüche bei Frauen. Die Glitazone sind auch in die Kritik geraten, weil sich gezeigt hat, dass sie für Herz-Kreislauf-Kranke sehr gefährlich sein können. Das hat im September 2010 bereits zur Marktrücknahme eines dieser Produkte geführt.

Gliptine – die fleißigen Helfer im Dünndarm

Einen ganz anderen Wirkansatz haben Gliptine, die es in Deutschland seit 2007 gibt. Seit den 1960er-Jahren weiß man, dass der Darm nach dem Essen blutzuckerregulierende Botenstoffe aussendet. Die Gliptine hemmen nun den Abbau des blutzuckersenkenden Hormons im Darm, damit es länger und besser wirken kann. Normalerweise ist dieser Dünndarmbotenstoff nur sehr kurz wirksam, weil er instabil ist und schon nach wenigen Minuten von körpereigenem Eiweiß zerstört wird. Die Tabletten unterstützen also die Funktion des Hormons, indem sie diesen Prozess verhindern. Der Körper schüttet den Botenstoff nur aus, wenn man auch etwas gegessen hat. Ist man nüchtern, greift das Medikament nicht. Deshalb droht auch in der Regel keine Unterzuckerung.

Durch viele kleine Einzelschritte sinkt der Blutzuckerspiegel unter der Einnahme von Gliptinen nach der Nahrungsaufnahme: In den Betazellen der Bauchspeicheldrüse wird mehr Insulin produziert und freigesetzt. Der Hormongegenspieler Glucagon aus den Alphazellen der Bauchspeicheldrüse wird gebremst. Außerdem produzieren die Leberzellen auch weniger neuen Zucker aus Eiweißbausteinen. Dann wird noch das Verdauungstempo gedrosselt: Der Magen leert sich langsamer und der Zucker wird auch weniger schnell ins Blut geschleust. Der Appetit sinkt, das Gewicht bleibt stabil. Im Idealfall sinkt es auch etwas.

Gliptine unterstützen die Funktion des Insulins

Aufgepasst

Nicht alle Tabletten können geteilt oder zerkleinert werden. Ist es nicht erlaubt und Sie tun es doch – dann können Sie Magenbeschwerden bekommen, weil der Wirkstoff früher als geplant bereits schon im Magen freigesetzt wird. Es kann auch passieren, dass die Tabletten den Blutzuckerspiegel gar nicht senken, weil der Wirkstoff von der Magensäure zerstört wird. Oder er wird bei Verzögerungspräparaten nicht mehr langsam freigesetzt und kann daher nicht so lange wie geplant wirken. Teilen oder zerkleinern Sie die Medikamente nicht auf eigene Faust.

Die Tabletten können unabhängig vom Essen eingenommen werden, in der Regel werden sie einmal am Tag geschluckt. Handelt es sich um ein Kombinationspräparat, das heißt, in der Tablette steckt noch ein anderer zuckersenkender Wirkstoff, wird es morgens und abends eingenommen. Nicht alle Vertreter dieser Medikamentengruppe dürfen gleichzeitig mit Insulin verordnet werden.[2]
Als Nebenwirkungen kommen unter anderem Kopfschmerz, Schwindel, Verstopfung und vereinzelt Entzündungen des Nasenrachenraumes vor. Das Bundesinstitut für Arzneimittel und Medizinprodukte (BfArM) hat im März 2012 über schwerwiegende Überempfindlichkeitsreaktionen und schwere Bauchspeicheldrüsenentzündungen im Zusammenhang mit einem Inkretinverstärker berichtet.[3]
Mittlerweile werden diese Präparate häufig von Diabetologen, Internisten und Hausärzten verordnet. Sie werden in der Regel problemlos vertragen. Die beschriebenen schweren Nebenwirkungen sind aus der bisherigen klinischen Erfahrung seltene Einzelfälle und daher eher als mögliche Komplikationen zu sehen.
Generell gilt: Suchen Sie das Gespräch mit Ihrem Arzt, bevor Sie Medikamente einnehmen. Dann sind Sie gut informiert und wissen, was Sie bei neu aufgetretenen Beschwerden oder Problemen zu tun haben.

Wenn Sie die Tabletten einnehmen, wird Ihr Arzt auch die Leber- und Nierenleistung überprüfen, um sicher zu gehen, dass Ihnen die Behandlung nicht schadet. Weil diese Präparategruppe noch nicht so lange auf dem Markt ist, können die Diabetes-Experten noch nichts zur Langzeitsicherheit sagen. Nicht zuletzt wegen der Marktrücknahme anderer Diabetestabletten (siehe oben) werden Nebenwirkungen für das Herzkreislaufsystem genau unter die Lupe genommen.
Bei dem europäischen Diabeteskongress wurde im September 2011 in Lissabon eine erste Auswertung mehrerer wissenschaftlicher Untersuchungen vorgestellt: Kurz- und mittelfristig sei diese Substanzklasse für Herz und Kreislauf nicht gefährlich, höhere Krebsraten gäbe es bisher nicht.[4]

Medikamente, die wie Darmhormone wirken

Rein zufällig hat der New Yorker Wissenschaftler und Hormonspezialist John Eng Anfang der 1990er-Jahre im Speichel der nordamerikanischen Krustenechse Heloderma suspectum ein Hormon entdeckt, das den Blutzucker senkt. Daran forschten Professor Rüdiger Göke, als Hausarzt tätiger Internist und Diabetologe in Marburg, und sein Bruder, Professor Dr. med Burkhard Göke, Direktor der Medizinischen Klinik und Poliklinik II, Klinikum Großhadern, Anfang der 1990er-Jahre intensiv weiter und bildeten das Echsenhormon künstlich nach. Sie entdeckten, dass dieses Hormon

Echsenhormon mit therapeutischer Wirkung

Exendin-4 genau an den menschlichen Zellrezeptor in der Bauchspeicheldrüse passt, an den sich unser eigenes Darmhormon normalerweise anheftet. Und auch so wirkt: blutzuckersenkend. Somit wird die Wirkung des menschlichen Darmhormons GLP-1 direkt nachgeahmt.

Die chemische Verbindung wirkt genauso wie das körpereigene Inkretin selbst, jedoch wesentlich länger. Daher heißen diese Präparate auch Inkretinmimetika (griech. Mimese: Nachahmung) oder Inkretinanaloga. Es gibt sie nur als Spritzen und nur für die Behandlung des Typ-2-Diabetes. Das Präparat kann sich der Diabetiker – wie auch das Insulin – selbst unter die Haut spritzen. Je nach Wirkdauer des Präparates muss es ein- bis zweimal am Tag oder aber auch nur einmal in der Woche angewendet werden.

Seit März 2012 darf die kurzwirksame Spritze (Byetta® vom Unternehmen Lilly) gleichzeitig zusammen mit Basalinsulin verordnet werden. Mehr Unterzuckerungen, so der Hersteller, seien unter dieser Kombinationsbehandlung nicht aufgetreten. Vorteil sei, dass so gleich zwei Fliegen mit einer Klappe geschlagen würden: Basalinsulin bewirke niedrigere Nüchternblutzuckerspiegel und das chemisch nachgeahmte Echsenhormon niedrigere Zuckerspitzenspiegel nach dem Essen. Auch das Gewicht sinke.[5]

Das Präparat zur Wochentherapie gibt es seit Herbst 2011 in Deutschland. Der Patient darf diese Medikamente nur anwenden, wenn der Blutzucker unter Tablettenbehandlung nicht gut eingestellt werden kann. Allerdings muss er weiterhin blutzuckersenkende Tabletten zusätzlich einnehmen. (Stand Oktober 2012)

Es gibt auch warnende Stimmen: Die Wirkung der Wochenspritze »überzeugt uns nicht«, sagte mir eine niedergelassene Diabetologin aus Nürnberg im Sommer 2012. Die Gründe: Kein guter dauerhafter HbA1c-Wert und außerdem gebe es spritztechnische Probleme. Und wohl auch vermehrt Hautinfektionen, berichtete ein anderer Stoffwechselspezialist aus seiner Facharztpraxis.

Achtung: Nebenwirkungen

Die Liste der möglichen Nebenwirkungen ist auch bei den Inkretinmimetika lang. Übelkeit und Völlegefühl sind häufig, seltener kommt es zum Erbrechen. In der Regel wird es nach einigen Tagen besser. Bedeutsamer ist die Gefahr einer Bauchspeicheldrüsenentzündung, die sich unter der Therapie entwickeln kann: Starke Bauchschmerzen und Erbrechen sind die Warnzeichen. Unumstritten ist das Präparat nicht.

Um keinen Patienten zu gefährden, muss natürlich jedem Verdacht kritisch und gewissenhaft nachgegangen werden. Gerade auch, wenn Präparate noch nicht lange eingesetzt werden und man die Langzeitfolgen noch nicht abschätzen kann.

Bei jedem Medikament müssen Vor- und Nachteile sorgfältig abgewogen werden

Auch wegen Bauchspeicheldrüsen-, Schilddrüsen- und Prostatakrebserkrankungen, die mit der Spritzentherapie in Verbindung gebracht werden, ist diese Substanzgruppe im Frühjahr 2011 kritisch beäugt worden.[6] Die Arzneimittelkommission der deutschen Ärzteschaft, das ist ein wissenschaftlicher Fachausschuss der Bundesärztekammer, hat hier nach Prüfung der Datenlage in Deutschland und in den Vereinigten Staaten allerdings keinen eindeutigen ursächlichen Zusammenhang gesehen.

Fazit ist die erneute Empfehlung zum »sorgfältigen Abwägen«[7] bei der Verordnung. So sieht das auch die Deutsche Diabetes-Gesellschaft: Laut Professor Dr. med Stephan Matthaei ist der Verdacht eines erhöhten Risikos für eine Bauchspeicheldrüsenentzündung oder Krebs durch GLP-1-Analoga nicht belegt.

Aufgepasst

Heute gibt es die genannten Medikamentengruppen von verschiedenen Herstellern unterschiedlich kombiniert. Das heißt, in einer Tablette sind zwei verschiedene zuckersenkende Wirkstoffe enthalten. Eine blutzuckersenkende Behandlung mit mehr als zwei Wirkstoffen in Tablettenform ist zwar nicht verboten, aber nur selten sinnvoll.

Es gibt in Deutschland seit Mitte Dezember 2012 eine weitere, neu entwickelte Tablette zur Behandlung Zuckerkranker, deren Einsatz unter Experten durchaus kontrovers diskutiert wird. Der Wirkstoff heißt Dapagliflozin (Forxiga®) und funktioniert so: In der Niere werden Transporter gehemmt, die Glucose aus dem Harn wieder aufnehmen. Pro Tag werden dem Blutkreislauf auf diese Weise etwa 180 Gramm Glucose zur Verfügung gestellt. Wird dieser normale Vorgang gestoppt, verliert der Körper also vermehrt Zucker über den Urin.

Im April 2012 wurde das Präparat von der Europäischen Arzneimittelagentur EMA zugelassen. Die amerikanischen Experten haben sich wegen vermehrt auftretender Harnwegsinfektionen während der Therapie (vorläufig) anders entschieden. Die Infekte werden in Zusammenhang mit der Verzuckerung der Harnwege gebracht, die regelrecht einer »Karamellisierung« entspricht. Es sind auch erhöhte Raten an Blasen- und Brustkrebs aufgefallen. Was aus dieser Therapieoption für Typ-2-Diabetiker werden wird, bleibt abzuwarten.[8]

Zimt, Kurkuma, Ginseng: Wenn Heilpflanzen den Blutzucker senken

Auch die Natur bietet uns einige Heilpflanzen, die blutzuckersenkend wirken. Beispielsweise wirkt Zimtextrakt (Cinnamom, Gewürz aus der getrockneten Zimtbaumrinde) blutzuckerregulierend. Zimtkapseln gibt es als Nahrungsergänzungsmittel. Beim Verkauf muss der Hersteller nicht belegen, dass sein Präparat wirksam oder unbedenklich ist. Erst bei der Einstufung als Arzneimittel gelten hier schärfere Regeln.[9] Es ist also Vorsicht bei der Einnahme geboten.

Eine generelle Empfehlung zur Einnahme des Gewürzes im Gramm-Bereich gibt es nicht.[10] Ganz ungefährlich ist Zimt nicht, denn unter Zimteinnahme können Atmung und Herzschlag schneller werden, Leberschäden, Leberentzündung und allergische Reaktionen auftreten. Beim Tier ist eine krebsauslösende Wirkung bekannt.

Bei Zimt ist Vorsicht geboten

Dass Zimt auch beim Menschen krebsauslösend wirken kann, ist nicht auszuschließen.
Wie so oft, gilt auch hier: Auf das richtige Maß kommt es an. Ein Erwachsener solle in einer Woche zum Beispiel nicht mehr als 40 Zimtsterne naschen, rät das Bundesinstitut für Risikobewertung. Kleinkinder dürfen nur zehn essen, und eine Portion Milchreis mit Zimt in der Woche oder 100 Gramm zimthaltige Cerealien sind genug.[11] Mehr ist zu viel. Die deutsche Diabetesgesellschaft rät Diabetikern von einer begleitenden Zimteinnahme ganz ab.

Schon gewusst?

Erfreuliches gibt's für Kaffeetrinker: Wer mehr als vier Tassen koffeinhaltigen Kaffee (über 600 Milliliter) pro Tag trinkt, hat im Vergleich zu denen, die am Tag nur eine Tasse genießen, ein um 23 Prozent verringertes Typ-2-Diabetes-Risiko. Das haben Forscher des Deutschen Instituts für Ernährungsforschung festgestellt, nachdem sie die Gewohnheiten von mehr als 42 000 Testpersonen untersucht hatten.[12]

Ein weiteres Gewürz, dem neben entzündungshemmender Wirkung auch ein günstiger Effekt auf den Blutzucker zugeschrieben wird: Kurkuma. Die Gelbwurz gehört zur Familie der Ingwergewächse, steckt im Currypulver und gibt ihm seine gelbe Farbe. Eine Untersuchung über neun Monate an 240 Patienten mit erhöhten Zuckerwerten, bei denen noch kein Diabetes diagnostiziert worden war, hat eine vorbeugende Wirkung gezeigt. Bei denen, die am Tag 250 Milligramm Kurkuma bekamen, hatte keiner in dieser Zeit eine Unterzuckerung. Oder am Ende Diabetes. Anders sah die Lage bei denen aus, die nur ein Scheinpräparat einnahmen. Da waren die Blutzuckerspiegel nüchtern, nach dem Essen und auch der Langzeitwert bei etwa jedem Sechsten (16,4 %) so hoch, dass die Diagnose Zuckerkrankheit gestellt werden musste.

Wissenschaftliche Nachweise der Wirksamkeit noch nicht erbracht

Wie wirkt das Gewürz? Es schützt die insulinproduzierenden Zellen in der Bauchspeicheldrüse, nehmen die Forscher an. Die Ergebnisse seien eindrucksvoll, es sei aber auch ratsam, Untersuchungen zur Langzeitwirkung abzuwarten.[13]

Seit Jahrtausenden wird Ginseng (Panax ginseng, Panax quinquefolius) in der traditionellen chinesischen Medizin als stärkendes Heilmittel eingesetzt. Und das bei mangelndem Antrieb und Appetit, Atemnot, Herzklopfen, Schlafstörung, Impotenz und Diabetes. In Asien steht diese Wurzel aus der Familie der Araliengewächse als Symbol für Gesundheit und langes Leben. Man hat in Studien die Ginseng-Wirkung beim Diabetes, auf die körperliche und geistige Leistungsfähigkeit, die Körperabwehr, das Herz-Kreislauf-System und die Lebensqualität untersucht. Eine generelle Empfehlung kann man aus den Ergebnissen nicht ableiten.[14]

Unterstützung aus der Natur

Auch Aloe Vera (Wüstenlilie), die häufig in Hautpflegeprodukten zu finden ist, wird ein zuckerstoffwechselregulierender Effekt zugeschrieben. Das gilt zudem für den aus der Familie der Hülsenfrüchte stammenden Bockshornklee, dessen Samenkonzentrat als Tee oder Pulver zu haben ist. Etwa 25 Gramm Pulver pro Tag sind für diesen Effekt nötig. Hildegard von Bingen und Pfarrer Kneipp empfahlen die 30 bis 80 Zentimeter große krautige Pflanze, die im südlichen Deutschland wild wächst, als Heilmittel gegen Hautkrankheiten. Hauptanbaugebiete sind Marokko und Indien.

Die Natur hat für Diabetiker einiges zu bieten

Aus der indischen Büschelbohne, der Guarbohne, wird das Guarkernmehl gewonnen. Der für den Menschen unverdauliche lösliche Ballaststoff quillt im Magen-Darm-Trakt auf und verzögert die Aufnahme von Kohlenhydraten. So kann die Blutzuckerspitze nach dem Essen geringer sein. Allerdings können Blähungen, Durchfall und Völlegefühl unter der Einnahme dieses Granulats auftreten. Um die Aufnahme anderer Arzneimittel nicht zu verhindern, sollte das in der Apotheke erhältliche Präparat zeitversetzt, am besten eine halbe Stunde vor anderen Tabletten eingenommen werden.

Weitere Naturpräparate, die mit einer blutzuckerregulierenden Wirkung in Verbindung gebracht werden: Feigenkaktus (Nopal-Kaktus), Brennnessel, Kletterrebe, Coprinus comatus (mitteleuropäischer Spargelpilz oder Schopftintling), Rindenextraktbestandteile der See-Kiefer (Pycnogenol), das Kürbisgewächs Coccinia indica und die Copalchi-Rinde der Hinonia latiflora (mexikanischer Fieberrindenbaum). Stoffe aus Maitake, dem gemeinen Klapperschwamm, sollen Zellen empfindlicher für Insulin machen. Rinden und Blätterbestandteile des zu den Johanniskraut-Gewächsen zählenden Harongabaums sollen die Bauchspeicheldrüsenfunktion unterstützen.[15]

Stevia – kein Wundermittel

Als Lebensmittelzusatzstoff E 960 ist das Süßungsmittel Stevia aus der südamerikanischen Staudenpflanze Stevia rebaudiana (Honigkraut, Süßblatt) seit Dezember 2011 in der Europäischen Union zugelassen. Es gibt Hinweise für eine blutzucker- und blutdrucksenkende Wirkung. Ernährungs- und Diabetesforscher raten zum vorsichtigen Umgang: Sicher ist bisher nur, dass der Süßstoff, der bis zu 300 Mal süßer sein soll als Zucker, nur in Maßen (vier Milligramm pro Kilogramm Körpergewicht am Tag) unbedenklich ist. Und außerdem: Alles, was süß schmeckt, erhöht auch wiederum das Verlangen nach mehr Süßem ...[16]

Aufgepasst

Generell ist ratsam: Probieren Sie nichts in Eigenregie, suchen Sie das Gespräch mit Ihrem Arzt. Dann sind Sie auf der sicheren Seite. Denn auch bei der Einnahme von Naturheilmitteln gilt es, Wechsel-, Nebenwirkungen und Kontraindikationen zu berücksichtigen. Auch die Dosis spielt eine Rolle.

Die Forschung geht neue Wege

Die unreife Bittergurke oder Bittermelone ist vielversprechend. Sie ist eine tropische Pflanze, die zur Kürbisfamilie gehört und so schmeckt, wie sie heißt: bitter. Als Tablette gibt es diesen Wirkstoff (noch) nicht. Ernährungsexperten aus Asien, Mitarbeiter des Weltgemüseforschungszentrums und Professor Dr. Michael Krawinkel aus Gießen untersuchen zurzeit, ob man die Tropenpflanze als Lebensmittel für Diabetiker in Entwicklungsländern nutzen kann.[17]

Vielversprechende Forschungen mit pflanzlichen Wirkstoffen

Amorfrutine sind Pflanzenteile, die in Süßholzwurzel (Glycyrrhia foetida) und Bastard-Indigo (Amorpha fruticosa) vorkommen. Sie senken bei dicken Mäusen den Blutzuckerspiegel. Das haben Forscher vom Max-Planck-Institut für molekulare Genetik in Berlin festgestellt. Der Wirkort von Amorfrutinen ist in den Zellkernen. Dort binden die Stoffe genau an die Rezeptoren, an denen auch eine der verschiedenen blutzuckersenkenden Tabletten ihre Wirkung entfaltet (Gruppe der Glitazone). Die Zielzellen reagieren bei den Nagetieren besser auf Insulin, es wird mehr Zucker aufgenommen und verstoffwechselt. Ob die Ergebnisse auf den Menschen übertragen werden können und wenn ja, in welcher Dosis die Pflanzenstoffe dann nötig sind, muss erst noch untersucht werden.[18]

Die Insulintherapie

Die Hormongabe kommt immer dann ins Spiel, wenn die Bauchspeicheldrüse das Insulin selbst nicht (mehr) in ausreichendem Maß liefern kann. Das hat nichts mit dem Schweregrad der Zuckerkrankheit zu tun. Der Typ-1-Diabetiker ist von vornherein auf die Gabe von Insulin angewiesen, er braucht es schnell. Beim Typ-2-Diabetiker dauert es meist länger, bis er das Hormon als Medikament benötigt. Trotz auf Hochtouren laufender Forschungen – zum Insulinspritzen gibt es bis heute (noch) keine echte praktikable alltagstaugliche Alternative. Als Tablette gibt es das Hormon nicht.

Zur Insulinspritze gibt es bislang keine sinnvolle Alternative

So wirkt die Insulintherapie

Vorausgeschickt: Sie brauchen wirklich keine Angst vorm Spritzen zu haben. Im Prinzip ist es einfach, nach einer Schulungsphase bekommen Sie das Spritzen schnell selbst in den Griff.
»Sie müssen Insulin spritzen.« Dieser Satz klingt für einen Betroffenen per se nicht gut. Das wird auch kein Arzt so zu Ihnen sagen. Es suggeriert regelrecht, dass Sie schwer erkrankt sind und dass

die Situation jetzt in diesem Krankheitsstadium »eben nur noch so behandelt werden kann«. Das trifft aber den Kern der Sache gar nicht.

Sehen Sie es doch einmal von dieser Seite: Sie geben Ihrem Körper etwas, was er selbst auch herstellt bzw. herstellen sollte. Die Wirkungen des zugeführten Hormons unterscheiden sich nicht von denen des körpereigenen. Es gibt »gewünschte Wirkungen« und – bei beiden – auch sozusagen unangenehme Nebeneffekte (dazu später mehr, siehe Seite 100ff.).

»Vom Grundprinzip nehmen Sie mit der Insulintherapie Ihrer Betazelle etwas Arbeit ab.« So, sagte mir eine in einer diabetologischen Praxis tätige Fachärztin, bringe sie ihre Patienten im vorbereitenden Gespräch mit der Insulintherapie in Berührung. Dann frage sie: »Und wenn Ihnen Arbeit abgenommen wird, gehen Sie dann früher oder später in Rente?«

Schon gewusst?

1922 erhielt der erste Diabetiker, der 13-jährige kanadische Junge Leonard Thompson, Insulin aus der Rinderbauchspeicheldrüse. Ein Jahr später wurden Frederick Banting und John Macleod für die Entdeckung des Insulins mit dem Medizinnobelpreis ausgezeichnet.

Seit 1982 wird Insulin mit gentechnischen Verfahren hergestellt

Lange Zeit wurden Diabetiker mit Rinder- bzw. Schweine-Insulin behandelt. Erst vor 30 Jahren (1983) wurde Humaninsulin in Deutschland zugelassen. Der Begriff ist irreführend, denn das Insulin stammt nicht vom Menschen, sondern ist nur genauso zusammengesetzt

wie das menschliche Hormon. Es sollte ursprünglich bei Patienten eingesetzt werden, die Schweine- oder Rinderinsulin nicht vertragen.
Zunächst nutzte man als Ausgangsprodukt zur Herstellung des Humaninsulins die tierischen Insuline. Um aus Schweine-Insulin das menschliche Insulin herzustellen, tauschten die Forscher nur einen einzigen Eiweißbaustein aus. Heute ist die Therapie mit Humaninsulin Standard.
1979 haben Frankfurter Forscher den genetischen Bauplan für menschliches Insulin entschlüsselt. Die Erbinformation wurde dann in Bakterien oder Hefepilze geschleust, die dann nach diesem Bauplan das Insulin »ordnungsgemäß« produzierten. So wird das menschliche Insulin seit 1982 mit gentechnischen Verfahren hergestellt. In Frankfurt am Main befindet sich heute eine der weltweit größten Gentechnik-Anlagen.
Die Angebotspalette der verschiedenen Insulinarten und deren Kombinationen ist breit gefächert. In Deutschland sind mehr als 100 verschiedene Insuline auf dem Markt, die sich vor allem in Dauer und Profil ihrer Wirkung unterscheiden. Je nach Diabetes-Typ ist die Wahl der am besten passenden Insulintherapie eine von Patient und Arzt gemeinsam getroffene Einzelfallentscheidung, die auch in Hinblick auf Lebenssituation und Vorerkrankungen getroffen wird.

Die Wahl des Insulins treffen Arzt und Patient gemeinsam

Das Insulin gibt es entweder als Injektionslösung in einer Durchstechflasche oder in einer zum jeweiligen Pen passenden Zylinderampulle.
Aus der Flasche wird Insulin mit einer speziell kalibrierten Spritze aufgezogen. Im Pen wird die leere Insulinampulle einfach gegen eine neue Patrone ausgetauscht. Es gibt heute auch viele Einmal-

pens, da wird nichts gewechselt. Sind sie leer, kommen sie in den Hausmüll. Die Konzentration beträgt üblicherweise 100 Einheiten Insulin pro Milliliter Flüssigkeit. In einer Insulinpatrone sind drei Milliliter, das entspricht 300 Einheiten Insulin.

Zusammengefasst

So viel Insulin braucht Ihr Körper jeden Tag: Insgesamt sind es 40 Einheiten. Das teilt sich so auf: 20 Einheiten entsprechen dem von Mahlzeiten unabhängigen Grundbedarf. Die andere Hälfte sorgt dafür, dass der Zuckerspiegel nach dem Essen nicht so in die Höhe schießt. Mit einer Einheit Insulin werden etwa 10 Gramm Zucker in die Zellen geschleust. Der Blutzucker sinkt dann um etwa 40 mg/dl ab.

Lange Wirkung, kurze Wirkung

Es gibt verschiedene Präparate mit unterschiedlicher Wirkgeschwindigkeit und unterschiedlicher Wirkdauer. Kurz wirkende Insuline decken den Mahlzeitenbedarf. Sie wirken schnell und kurz. Der Blutzuckeranstieg, zu dem es nach dem Essen im Normalfall kommt, wird mit den kurz wirkenden Insulinen abgefangen. So werden die für den Körper schädlichen Blutzuckerspitzen geglättet.

In der Gruppe der kurz wirkenden Insuline unterscheidet man wiederum zwei Varianten. Zum einen die kurz wirkenden Humaninsuline: Sie wirken nach einer halben bis einer Stunde und dann zirka fünf Stunden lang. Präparatebeispiele für kurz wirkende Humaninsuline: Actrapid® (Novo Nordisk), Insuman Rapid® (Sanofi-Aventis), Berlinsulin® H Normal (Berlin-Chemie), Huminsulin® Normal 100 (Lilly), Insulin B. Braun Rapid® (Braun).

Zum anderen die kurz wirkenden Insulinanaloga. Hier geht's noch flotter: Der Blutzucker sinkt bereits zehn Minuten nach dem Spritzen für ungefähr dreieinhalb Stunden. Der Begriff Insulinanaloga bedeutet, dass dieses Präparat im Vergleich zum Humaninsulin – also dem menschlichen Insulin identischen – gentechnologisch verändert wurde und dadurch schneller aufgenommen wird und früher wirken kann. Und nicht so lange wie kurz wirksame Humaninsuline, sodass es seltener zum Unterzucker kommt, der dann mit einer Zwischenmahlzeit verhindert werden müsste. Ein Vorteil der kurz wirksamen Insulinanaloga ist also, dass der Diabetiker vielleicht auf einen Snack zwischendurch verzichten kann, um keine ihn gefährdende Unterzuckerung zu riskieren.

Kurz wirkende Insuline glätten die Zuckerspitzen

Das erste Insulinanalogon kam 1996 auf den Markt. Die Wirkstoffe heißen Insulin Aspart, Insulin Lispro und Insulin Glulisin. Präparatebeispiele für kurz wirkende Insulinanaloga: HUMALOG® (Lilly), Liprolog® (Berlin-Chemie), NovoRapid® (Novo Nordisk), Apidra® (Sanofi-Aventis).

Verzögerungsinsuline decken den Tagesgrundbedarf ab

Die lang wirkenden Insuline werden auch Basalinsuline oder Verzögerungsinsuline genannt. Sie wirken im Gegensatz zu den gerade vorgestellten Insulinen lange und decken damit den nahrungsunabhängigen Hormongrundbedarf im Tagesverlauf ab. Die Wirkung der verschiedenen Verzögerungsinsuline beginnt nach einer Stunde und hält neun bis maximal 24 Stunden an. Auch in dieser Gruppe gibt es Insulinanaloga (s.o). Sie wirken 24 Stunden. Im Vergleich zu den anderen Langzeitinsulinen haben sie aber keinen Wirkungsgipfel. Sie wirken in den 24 Stunden also gleichmäßiger. Daher sind auch Unterzuckerungen seltener. Die Hauptvertreter sind die Wirkstoffe Insulin Glargin (Lantus®, Sanofi-Aventis) und Insulin Detemir (Levemir®, Novo Nordisk).

Mischinsuline: geeignet bei regelmäßigen Essenszeiten

Dann gibt es noch die kurz und lang wirkenden Insulinpräparate gemischt. Diese Insuline heißen auch Mischinsuline. Mit einem Pikser spritzt sich der Diabetiker dabei ein Mix aus kurz und lang wirksamem Insulin. Die Mischinsuline gibt es in unterschiedlichem Verhältnis. Häufig verordnen die Ärzte die Kombinationsvariante 30/70. Das bedeutet 30 Prozent sind schnell wirkendes und 70 Prozent lang wirkendes Insulin. Die Mischinsuline sind vor allem für Typ-2-Diabetiker geeignet, bei denen Nahrungsgewohnheiten und Essenszeiten regelmäßig und konstant sind.

Was wird wann gespritzt?

Es gibt verschiedene Methoden, den Zuckerstoffwechsel mit der Insulintherapie zu regulieren und den normalen Kohlenhydratstoffwechsel nachzuahmen. Spritzen Sie zweimal täglich – morgens und abends – ein Mischinsulin, dann erhalten sie die konventionelle Insulintherapie (CT). Eine andere Therapievariante ist die Kombination aus einem lang wirksamen Insulin und Tabletten. Das heißt basalunterstütze orale Therapie (BOT).

Die Insulinpumpentherapie: kontinuierliche Insulinabgabe

Eine Insulinpumpentherapie kommt für einige Typ-1-Diabetiker in Frage. Sie ist relativ teuer und die Kostenübernahme muss bei der Krankenkasse extra beantragt werden. Mittlerweile sind die Pumpen leicht und klein, können in die Hosentasche, an den Gürtel oder den Büstenhalter gesteckt werden. Ihr Funktionsprinzip: Über einen dünnen Schlauch wird der variabel einstellbare Insulingrundbedarf kontinuierlich im 60-Minutentakt über eine Kanüle ins Unterhautfettgewebe befördert. Der Diabetiker kann die batteriebetriebene Pumpe selbst mit Insulin füllen. Auch den Katheter wechselt er selbst im Zweitagesrhythmus. Je nach Nahrungsaufnahme und körperlicher Belastung kann ganz individuell das Mahlzeiteninsulin programmiert und abgegeben werden. Der Inhalt der Ampulle reicht mehrere Tage.

Schon gewusst?

Noch relativ neu auf dem Markt sind Pumpensysteme, die wie ein Pflaster auf die Haut geklebt werden können. Ein System ermöglicht, dass der vom Glucosesensor gerade gemessene Blutzuckerwert im Pumpendisplay erscheint. Bei Unterzuckerung wird der Diabetiker je nach eingestelltem Schwellenwert alarmiert. Merkt er das nicht, schaltet sich die Insulinpumpe zwei Stunden ab.[1]

ICT für einen flexiblen Tagesablauf

Die meisten Typ-1-Diabetiker werden mit der intensivierten konventionellen Therapie (ICT) eingestellt. Hier wird etwa die Hälfte des Insulintagesbedarfs als Basalinsulin gespritzt, die andere Hälfte wird an die Mahlzeiten gekoppelt. Dabei ist der Diabetiker, was Essenszeiten, -menge und Kohlenhydratanteil der Nahrung angeht, in seinem Tagesablauf flexibel.

Manche Patienten benötigen auch gar kein lang wirksames Insulin und können die Blutzuckerspitzen mit dem Mahlzeiteninsulin glätten. Je nach der Blutzuckerhöhe vor den Mahlzeiten wird die individuelle Insulindosis und – falls nötig – ein Spritz-Ess-Abstand eingehalten. Bei der Gabe von kurz wirksamen Insulinanaloga kann dieser oft entfallen, weil diese Insuline sehr bald nach der Injektion wirken.

Ist Ihr Zuckerspiegel relativ niedrig, wird Ihr Arzt Ihnen unter Umständen empfehlen, erst zu essen und etwas später zu spritzen, damit Sie nicht in den Unterzucker kommen.

Ist der Blutzucker vor dem Essen schon relativ hoch, wird zuerst gespritzt. Dann wird etwa zehn bis dreißig Minuten gewartet, damit das Insulin den hohen Zuckerspiegel schon etwas senken kann, bevor der nächste Nahrungszucker ins Blut kommt.

Sie werden in der Einstellungsphase gemeinsam mit Ihrem Arzt und dem Diabetesteam Ihr individuelles Therapieschema finden: Lernen, wann Sie welches Insulin spritzen, wie viele Einheiten zu welcher Tageszeit, angepasst an Ihre Mahlzeit und körperliche Belastung. Keine Sorge, Sie werden schnell ein Profi und lernen Ihren Körper noch besser kennen.

Aufgepasst

Besonders wichtig, wenn der Diabetes neu entdeckt wurde und der Blutzucker längere Zeit zu hoch gewesen ist: Ihr Arzt wird dann die Stoffwechsellage langsam korrigieren. Denn eine zu scharfe Ersteinstellung birgt Gefahren. Trotz normaler Blutzuckerspiegel können sich schon Unterzuckerungssymptome zeigen.
Außerdem kann es zur Netzhautablösung kommen. Man merkt schnell, wenn etwas mit den Augen nicht stimmt. Meist sehen die Betroffenen einen schwarzen Vorhang vor ihrem Auge.
Geringe Veränderungen der Sehfähigkeit sollten Sie nicht beunruhigen. Das liegt am Flüssigkeitsgehalt der Augenlinse, der abhängig von der Blutzuckerhöhe schwankt, und ist normal. Die Sehveränderungen verschwinden in der Regel nach einigen Tagen, manchmal kann es auch ein paar Wochen dauern.

Wie funktioniert die Insulinspritze?

Größe, Dosierschritte, Auslösemechanismus, Patronenwechsel – das alles ist bei den Insulinpens, die es auf dem Markt gibt, unterschiedlich. Die meisten Geräte sehen aus wie ein Stift (Englisch pen, pencil). Es gibt rund 20 verschiedene Modelle von sieben Herstellern, die ersten kamen 1985 auf den Markt.
Einer der Fertigpens sieht aus wie eine Eieruhr: Zifferblatt und

Drehgriff sind groß und für Ältere, Sehbehinderte oder Menschen mit Bewegungsstörungen der Finger geeignet. Bei stark ausgeprägter Sehschwäche sollte die Auswahl auf ein Gerät fallen, an dem bei Dosiseinstellung auch ein Klick zu hören ist.

Die Auswahl an Pens ist inzwischen groß

Das Auslösen des Injektionsknopfes ist unterschiedlich schwer, es gibt auch Modelle, bei denen die Injektion halbautomatisch oder vollautomatisch funktioniert. Fehlt Ihnen die Kraft in Händen und Fingern, könnte ein solcher Pen der richtige sein.

Brauchen Sie zwei verschiedene Insuline, wählen Sie am besten auch zwei unterschiedlich farbige Pens aus, dann kommen Sie nicht durcheinander. Bei manchen Penmodellen kann man die Dosis korrigieren, wenn man bei der Einstellung der zu spritzenden Insulineinheiten aus Versehen zu weit gedreht hat.

Achten Sie auch auf die am jeweiligen Pen einstellbare höchste Insulindosis. Die einstellbaren Dosierschritte variieren von einer halben bis zwei Einheiten.

Insulinvorräte im Kühlschrank lagern

Der angebrochene Pen muss nicht in den Kühlschrank und hält sich bis zu einem Monat. Sie sollten ihn allerdings vor direkter Hitze und Sonneneinstrahlung schützen. Den Insulinvorrat lagern sie am besten zwischen zwei und acht Grad im Kühlschrank. Am besten im Gemüsefach oder in der Kühlschranktür, denn an der Hinterwand oder in Gefrierfachnähe ist es zu kalt.

Gefrieren darf Insulin nicht, dann ist es nicht mehr wirksam. Brauchen Sie eine neue Insulinpatrone, dann nehmen Sie diese schon einige Stunden vorher aus dem Kühlschrank, denn kaltes Insulin kann beim Spritzen Schmerzen verursachen.

Erst prüfen, dann stechen!

Vor der Injektion sollten Sie den Pen prüfen. Halten Sie ihn senkrecht mit der Nadelspitze nach oben. Sehen Sie Luftblasen? Schnipsen Sie diese mit Daumen und Zeigefinger an die Oberfläche des Pens. Befördern Sie grundsätzlich zwei Insulineinheiten in die Luft. Tun Sie das nicht, merken Sie vielleicht nicht, dass die Nadel verstopft ist und die gespritzte Dosis stimmt nicht.

Vor der Injektion zwei Einheiten in die Luft spritzen

Nun drehen Sie den Dosierknopf und stellen die gewünschte Zahl an Einheiten ein. Nehmen Sie mit Daumen und Zeigefinger eine Hautfalte und halten Sie sie fest. Dann stechen Sie die Pennadel senkrecht in die Haut. Sticht man zu flach, landet das Hormon in Ober- oder Lederhaut und wirkt nur ganz langsam.

Sticht man zu tief und trifft den Muskel, dann wird Insulin schneller aufgenommen und wirkt kürzer, weil der Muskel stark durchblutet ist. Um hier vorzubeugen, wird die Hautfalte vom Muskel abgehoben und während des Spritzens festgehalten. Und außerdem ist die Hautfalte doch meist dicker als die Nadel lang ist.

Was die Länge der Penkanüle angeht, lassen Sie sich am besten vom Diabetesteam oder Ihrem Arzt beraten. In der Regel genügen fünf bis acht Millimeter lange Nadeln.

Mit dem Daumen drücken Sie dann auf den Auslöser am Pen und das Insulin wird unter die Haut befördert. Nach der Injektion muss die Nadel noch zehn Sekunden im Gewebe bleiben, sonst läuft das Insulin aus der Einstichstelle wieder heraus.

Aufgepasst

Falls Sie Verzögerungs- oder Mischinsulin spritzen, müssen Sie den Pen etwa 20-mal hin und her schwenken oder in den Handflächen rollen, um Flüssigkeit und Wirkstoff vorsichtig zu mischen. Sonst stimmt die Dosierung nicht – und Ihr Blutzuckerspiegel auch nicht. Die lang wirksamen Insulinanaloga (Glargin und Detemir) müssen Sie nicht schwenken. Generell gilt: Klare Insuline müssen nicht geschwenkt werden.

Bei mehr als 40 Einheiten an zwei Stellen stechen

Brauchen Sie mehr als 40 Einheiten Insulin auf einmal, sollte die Dosis aufgeteilt werden. Warum? Weil das Hormon bei hohen Dosen nur verzögert ins Blut gelangt. Wegen der relativ großen gespritzten Flüssigkeitsmenge entstehen auch leichter Hügel in der Haut. Das kann schmerzhaft sein. Außerdem ist der Druck im Gewebe zu hoch und ein Teil des Hormons läuft einfach aus dem Stichkanal zurück und kann gar nicht wirken. Spritzen Sie die eine Hälfte auf die eine Seite des Bauchs beziehungsweise in den einen Oberschenkel und die andere Hälfte in die andere Seite des Körpers.

Kurz wirksames Insulin wird am besten in das Unterhautfettgewebe im Bauch gespritzt. Von dort gelangt es schnell ins Blut. Wenn Sie die Einstichstelle leicht massieren, wird sie besser durchblutet und das Insulin wirkt schneller. Im Winter, wenn die Haut kalt ist, kann das manchmal ratsam sein.

Für Verzögerungsinsuline sind Gesäß oder Oberschenkel die besten Plätze. Hier wird das Hormon – wie gewünscht – langsamer ins Blut aufgenommen. Weil lang wirksame Insulinanaloga eine besondere Struktur haben, werden sie auch verzögert ins Blut aufgenommen, wenn Sie sie in die Bauchfalte spritzen.

Schon gewusst?

Das extrem lang wirksame Insulin Degludec (Tresiba®) wird nur einmal täglich gespritzt. In Untersuchungen hat sich gezeigt, dass hier weniger nächtliche Unterzuckerungen vorkommen, berichteten die Diabetologen auf ihrer Jahrestagung 2012 in Mainz. In Japan ist Degludec inzwischen zugelassen, im September 2011 hat das Unternehmen Novo Nordisk die Zulassungsanträge für Europa und die USA eingereicht. In Deutschland (Stand: Januar 2013) wird bald mit einer Zulassung gerechnet.

Bei Juckreiz kann ein Wechsel des Präparates notwendig sein

Juckreiz, Rötung und Schwellung nach der Insulininjektion an der Einstichstelle? In der Regel ist das harmlos und geht vorüber. Eine nicht erforderliche Hautdesinfektion könnte zum Beispiel eine Ursache sein. Oder: Sie piksen zu flach und oberflächlich. Vielleicht wird Ihr Arzt Ihnen eine Kochsalzlösung unter die Haut spritzen, um zu sehen, ob Sie darauf auch schon reagieren. Wenn Sie auf einen speziellen Zusatzstoff reagieren, wird vielleicht ein Wechsel des Insulinpräparates erforderlich. Eine allergische Reaktion auf das reine Insulinmolekül ist extrem selten.

Aufgepasst

2009 gab es ein Hin und Her um eines der lang wirksamen Insulinanaloga. Es ging um das »Kunstinsulin Glargin« (Lantus®). Es war in Verdacht geraten, Krebs auszulösen. Deutsche und europäische Fachgesellschaften wiesen auf widersprüchliche und nicht beweiskräftige Ergebnisse hin. Summa summarum kann ein Zusammenhang weder bestätigt noch ausgeschlossen werden. Der Rat des Bundesinstitutes für Arzneimittel und Medizinprodukte (BfArM) und der europäischen Arzneimittelagentur (EMEA): Die Therapie mit diesem Insulin müsse nicht beendet werden. Kritiker sehen das anders. Die Studienlage sei zu dünn, das erhöhte Krebsrisiko unter Glargin somit nicht vom Tisch.[2]
Um die Wirksamkeit im Hinblick auf Folgeerkrankungen des Diabetes zwischen der Lantus®-Therapie im Vergleich zur Tablettenbehandlung zu beurteilen und auch um Näheres über das Krebsrisiko zu erfahren, warteten Ärzte gespannt auf weitere Daten von großen und lang dauernden wissenschaftlichen Studien über Glargin. Im Juni 2012 wurden die Forschungsergebnisse der bislang größten und längsten Untersuchung zur Insulintherapie bei Typ-2-Diabetikern veröffentlicht. Hier wurde untersucht, ob eine Norm nahe Blutzuckereinstellung mit Insulin Glargin im Vergleich mit zuckersenkenden Tabletten besser für Herz und Gefäße sei. Das ist nicht der Fall, wurde herausgefunden. Ein anderes Ergebnis dieser sieben Jahre dauernden Beobachtung war, dass durch Glargin nicht mehr Krebserkrankungen auftreten.[3]

Unter Insulintherapie können Muskelmasse und Gewicht zunehmen

Ein Weiteres sollten Sie zur Insulinwirkung wissen: Wie von der Natur vorgesehen, fördert das Hormon allgemein gesagt körperaufbauende (anabole) Vorgänge: Muskelwachstum, Eiweiß- und Fettproduktion werden angekurbelt. Außerdem werden mehr Stärkedepots angelegt. Aufgrund dieser wachstumsfördernden (anabolen) Prozesse bringen Forscher das Insulin – auch das körpereigene – mit Krebserkrankungen in Zusammenhang. Insulin ist übrigens aufgrund der körperaufbauenden Effekte auf der Liste der verbotenen Doping-Substanzen zu finden.[4]
Wundern Sie sich nicht, wenn Sie unter Insulintherapie an Gewicht zunehmen: Zum einen füllen sich die Wasserspeicher im Körper auf. Zum anderen nimmt die Körpermasse an Fett, Eiweiß und Muskel zu.

Die Ziele der Therapie

Die deutschen Diabetologen sagen zum idealen Therapieziel beim Typ-2-Diabetes Folgendes: ein HBA1c-Wert unter 6,5 Prozent, nüchtern und vor dem Essen zwischen 90 mg/dl und 120 mg/dl (5 bis 6,7 mmol/l),[5] zwei Stunden nach dem Essen bis 140 mg/dl (7,8 mmol/l). Aber: Der Trend weicht von einer starren HbA1c-Einstellung ab. Sehr oft wird jedoch individuell behandelt, also nicht nach einem starren Schema. Mittlerweile kann man sagen: Erlaubt ist fast alles, Hauptsache die Zuckerwerte sind ungefähr dort, wo sie hingehören. Und das dauerhaft.

Für die meisten Patienten, sagte Professor Stephan Matthaei von der Deutschen Diabetes Gesellschaft im April 2012, ist es sinnvoll, einen Wert unter sieben anzupeilen.

Das Ziel bei Typ-2-Diabetes: eine normalnahe Einstellung erreichen

Amerikanische und Europäische Fachgesellschaften sehen die ganze Sache seit Mai 2012 auch etwas lockerer und wollen hinter dem HbA1c-Wert keine feste Zahl mehr sehen. Es gilt die grobe Marschrichtung einer »normnahen Einstellung«: Keine ehrgeizigen Ziele stecken, um den Diabetiker nicht zu gefährden und eine hohe Lebensqualität zu ermöglichen. Die Behandlung wird also inzwischen mehr auf den einzelnen Patienten und seine Lebensumstände zugeschnitten.[6]

Dabei gilt es auch, das starke Auf und Ab des Blutzuckers zu vermeiden: Denn die Sprünge stressen die insulinproduzierenden Betazellen der Bauchspeicheldrüse. Besser ist eine stabile Stoffwechsellage ohne ständiges Rauf und Runter.

Das Ziel beim Typ-1-Diabetes: Unterzuckerung vermeiden

Beim Typ-1-Diabetiker wünschen sich die Experten einen HBA1c-Wert unter 7,5 %. Besonders wichtig ist hier, dass keine Unterzuckerungen auftreten. Denn dann wird's auf Dauer gefährlich. Um Risiko und Folgen von Unterzuckerungen zu vermeiden, werden im Einzelfall vorübergehend auch höhere Werte des Langzeitblutzuckers akzeptiert.[7]

Ein Blick in die Zukunft

In seltenen Fällen sind für den Typ-1-Diabetiker die Transplantation der Bauchspeicheldrüse oder die Übertragung der hormonproduzierenden Zellen aus dem Organ eine Behandlungsalternative zur Insulintherapie. Die Erfolge – auch über längere Sicht – sind jedoch begrenzt. Auch heute sind es keine Routineverfahren. Nicht selten muss im weiteren Krankheitsverlauf dann doch wieder Insulin gespritzt werden.

Nicht ohne Risiken: die Transplantation der Bauchspeicheldrüse

Die Verpflanzung der Bauchspeicheldrüse kommt unter Umständen bei gleichzeitig bestehender hochgradiger Nierenschwäche in Verbindung mit einer Nierentransplantation infrage. Um eine Abwehrreaktion des Körpers zu verhindern, muss der Empfänger lebenslang Medikamente einnehmen, die viele Nebenwirkungen haben. Es gibt wenige Spenderorgane, außerdem ist die Operation kompliziert und natürlich nicht ohne Risiken.

An der künstlichen Bauchspeicheldrüse wird schon seit mehr als vierzig Jahren intensiv geforscht. Das Ziel ist, ein System zu schaffen, das völlig selbständig arbeiten kann und dem Diabetiker Blutzuckermessen und Insulinspritzen abnimmt.

Vielversprechender sind derzeit andere Forschungen: Wissenschaftler versuchen zum Beispiel, die Inselzellen zu verkapseln, um sie vor der körpereigenen Abwehr zu schützen. Mit unterschiedlichen gentechnologischen Verfahren wird in Studien mithilfe der Stammzelltherapie daran gearbeitet, insulinproduzierende Zellen zu züchten. Momentan steckt man da noch in den Kinderschuhen.

Stammzellentherapie und künstliches Pankreas: Die Therapien der Zukunft?

Andere Ansätze sind wissenschaftliche Untersuchungen zum Einsatz von Medikamenten, mit denen auch Rheumapatienten behandelt werden. Weil die entzündungshemmenden Mittel bei rheumatischen Krankheiten wirken, hofft man, dass sie auch bei Typ-1-Diabetes helfen könnten.

Die Blutzuckermessung

Die Herausforderungen im Alltag von Diabetikern haben extrem unterschiedliche Facetten. In diesem Kapitel erfahren Sie alles rund um die Blutzuckermessung und können einen souveränen Umgang damit lernen.

Wie geht's, was gibt's, was brauche ich?

Zuerst muss der Blutstropfen her. Der Pikser in die Fingerkuppe, seltener ins Ohrläppchen und vereinzelt auch in dem Handballen gehört beim Diabetiker oft zur Tagesroutine. Auch aus Armen (Innenseite der Unterarme), Beinen oder Bauch ist prinzipiell die Blutentnahme möglich, um den in Beruf und Alltag stark beanspruchten Fingerkuppen ein wenig Erholung zu gönnen.

Mit einem Stich zum schnellen Ergebnis

Die Werte können im Vergleich zu den Ergebnissen aus der Fingerbeere jedoch abweichen! Das ist der Fall, wenn der Zuckerspiegel schwankt. Zum Beispiel nach dem Sport, denn hierbei wird ja der Kraftstoff Zucker schnell zur Energiegewin-

nung für die Muskelarbeit benötigt. Der Blutzuckerwert sinkt also prompt.
Die Durchblutung in den Fingern ist stärker als an Armen und Beinen. Deshalb kommen die niedrigen Werte zuerst in den Fingern und etwa eine halbe Stunde später erst in Armen und Beinen an. Obwohl also Ihr Blutzuckergehalt schon niedrig ist, ist das dort noch gar nicht messbar. Deshalb gilt: Nehmen Sie bei Unterzuckergefahr den Bluttropfen aus der Fingerbeere.
Alternative Entnahmestellen kommen infrage, wenn der Blutzucker in den zuvor liegenden Stunden relativ stabil war: morgens nüchtern, eben gerade *vor* jeder Nahrungsaufnahme, *vor* der Insulingabe oder *vor* der sportlichen Aktivität.

Stechhilfen – ein kleiner Pikser tut nicht weh

Es gibt viele verschiedene Stechhilfen, die Angebotspalette ist groß: Es gibt wie Kugelschreiber aussehende Geräte, die man in die Haut drücken muss. Oder Stechhilfen, die gespannt werden, dann auf Knopfdruck piksen und die Lanzette anschließend auf Knopfdruck gleich abwerfen. Nur einmal klicken und damit gleichzeitig spannen und piksen – auch diese Variante ist auf dem Markt zu haben. In dieser 1-Klick-Stechhilfe befindet sich eine Trommel mit sechs Lanzetten. Es ist auch vom Gerätehersteller abhängig, ob sie mit der jeweiligen Stechhilfe an alternativen Entnahmestellen Blut gewinnen können.

Je nach Komfortabilität sind die Stechhilfen unterschiedlich teuer und können mehr als 200 Euro kosten. Klären Sie die Kostenübernahme im Vorfeld mit Ihrer Krankenkasse. Wichtig ist, dass Sie die Mehrkosten begründen. Das kann zum Beispiel sein, wenn Sie berufsbedingt besonders auf das Gefühl in den Fingerspitzen angewiesen sind.

Piksen Sie seitlich an der Fingerkuppe

Weniger tut's übrigens weh, wenn Sie sich seitlich an der Fingerkuppe piksen. Warum? Weil dort nicht so viele feine Nervenästchen mit ihren Schmerzrezeptoren liegen wie direkt in der Mitte der Fingerkuppe. Außerdem laufen gerade dort viele Blutgefäße, und die Sache ist somit von vornherein aussichtsreicher.

Um den Blutfluss zu verbessern, fahren Sie mit leichtem Druck vom Handgelenk in Richtung Fingerspitzen. Lassen Sie dann den Arm nach unten hängen, so fördern Sie die Durchblutung.

Aufgepasst

Noch ein paar Tipps: Regelmäßig die Einstichstelle und die Finger wechseln, schonen Sie dabei Daumen und Zeigefinger, denn die beiden brauchen Sie bei Alltagsgriffen am häufigsten. Die Entnahmestellen sollten sie fetten, die Haut bleibt so geschmeidig.

Haben Sie schon Hornhaut an den Fingerkuppen? Probieren Sie es mit harnstoffhaltigen (Urea) Cremes. Rubbeln Sie die so gelöste harte Hautschicht vorsichtig mit einem Bimsstein ab.

Mit einem Stich direkt zum Ziel

Durch variable Einstichtiefe können Sie mit einem Stich direkt zum Ziel und bei Mehrfachmessungen relativ schmerzarm durch den Tag kommen. Die Nadeln gibt es in verschiedenen Dicken.

Stumpfe Lanzette – schmerzhafter Stich

Wie oft wird die Lanzette gewechselt? Die Antwort variiert, je nachdem, wen man so fragt. »Nach jedem Gebrauch«: Für den Tübinger Professor Dr. med. Andreas Fritsche, von der Deutschen Diabetes Gesellschaft, ist die Sache klar. Erstens ist es hygienischer, zweitens werden die fein geschliffenen Nadeln schon nach dem ersten Pikser stumpfer und der Folgestich ist schmerzhafter. Die Hersteller warten noch mit anderen Argumenten auf: Die Einstichstelle heile schlechter, wenn die Nadeln mehrmals benutzt werden, außerdem würden wiederbenutzte Lanzetten regelrecht Löcher in die Haut reißen, Gewebe und Nervenästchen verletzen.

Aus der Hausarztpraxis weiß ich, dass viele es anders handhaben. Einige wechseln nur mit jeder neuen Insulinampulle auch alle Nadeln aus. Andere erst, wenn die Stiche schmerzhafter werden oder immer weniger Blut fließt.

Geräte, die den Blutzucker messen

Auch hier ist die Angebotspalette groß, und es kommen ständig neue Geräte mit neuer Technologie auf den Markt. Sie werden kleiner und können mehr. Die ersten Geräte zur Selbstmessung gab es zu Beginn der 1970er-Jahre. Mittlerweile können Sie sich vom Gerät an die nach dem Essen anstehende Kontrollmessung erinnern lassen, gemessene Werte speichern, diese später abrufen und so die Blutzuckerprofile mit Ihrem Arzt besprechen. Auch detaillierte Informationen über Datum und genaue Uhrzeit der Messungen, wie viel gegessen und gespritzt wurde, kann der Benutzer bei einigen Geräten speichern.

Großes Angebot an Messgeräten mit unterschiedlichen Funktionen

Einige Geräte bieten leuchtende Ziffern oder trumpfen mit sehr kurzen Messzeiten (fünf Sekunden) auf. Manche melden, wenn die Teststreifen abgelaufen sind oder werfen die Messstreifen auf Knopfdruck automatisch aus, ohne dass der Benutzer sie anfassen muss. Unterzucker-Warnung – für Sehbehinderte auch im Akustikmodus – wer diese Funktionen haben möchte, der kann sich ein entsprechendes Gerät aussuchen.

Ein Vorrat an Teststreifen in einer Trommel oder in einer Scheibe macht das Hantieren mit dem Einzelstreifen bei manchen Modellen überflüssig. Einmal aufgeladen, sind dann mehrere Messungen via nachfüllbarer Scheibe möglich.

Schon gewusst?

Es gibt auch Geräte, mit denen außer Zucker auch der Gesamtcholesterin- und Neutralfettwert aus dem Fingerbeerenblut gemessen werden kann. Hierfür braucht der Benutzer etwas mehr Blut und spezielle Teststreifen, die einzelne Messung dauert länger: so etwa bis zu drei Minuten.

Nach fünf Sekunden erscheint der Messwert

Vor 20 Jahren dauerte es noch zwei Minuten, bis nach dem Auftragen des Blutstropfens der Messwert erschien. Heute brauchen einige Geräte nur fünf Sekunden Messzeit, beim Gros der Geräte ist die Sache spätestens nach 30 Sekunden erledigt. Auch die benötigte Blutmenge ist unterschiedlich, manchmal reichen 0,3 Mikroliter – ein stecknadelkopfgroßes Tröpfchen – des roten Saftes.

Für Technikbegeisterte: Mit passenden Programmen der Blutzuckermessgerätehersteller können Sie die Messdaten auch dorthin transferieren, wo Sie sie brauchen: direkt auf die Festplatte des Computers. Der Art der Datenübertagung sind wenig Grenzen gesetzt, egal ob Infrarot, USB, Bluetooth – da ist heute alles möglich.

I-Phone mit integriertem Messgerät

Das wird vor allem jugendliche Diabetiker interessieren, die täglich mehrmals Zucker messen und Insulin spritzen müssen, dennoch unabhängig sein wollen und Messergebnisse, Uhrzeiten, Menge der Mahlzeit und die Zahl der gespritzten Insulineinheiten schon gar nicht per Hand in ein Tagebuch eintragen wollen, das sie dann auch noch mit sich herumschleppen müssen.

Das I-Phone gibt's auch schon mit integriertem Messgerät und Datenübermittlungsangebot direkt in die Praxis des betreuenden Diabetologen. Es können auch Verlaufsdiagramme und Blutzuckerstatistiken erstellt werden.

Der Diabetologe kann dann flott und komplikationslos rückmelden, wie er den aktuellen Stand der Dinge einschätzt. Oder ob aus seiner Sicht an der Therapie etwas geändert werden soll – egal, ob Insulinmenge oder der Injektionszeitpunkt, die Essmenge oder der Spritz-Ess-Abstand variiert werden müssen.

Datenübermittlung mit modernster Technik

Technische Neuheiten erleichtern die Messung

Seit Mai 2008 ist ein weiteres spezielles Blutzuckerüberwachungssystem, das seinen Nutzer navigieren kann, neu auf dem Markt. Messen und melden in kurzen Abständen, falls nötig Alarm schlagen und den Diabetiker bei hohen oder niedrigen Werten wachrütteln – all das ist mit dem Gerät möglich.[1] Es besteht aus dem 5 mm unter der Haut liegenden Sensor, der alle fünf Tage gewechselt wird und den der Nutzer selbst direkt unter die Haut setzt. Oben drauf sitzt der Sender, der die Daten an den Empfänger meldet. Der kann bis zu drei Metern entfernt sein und sieht aus wie ein Handy. Der Sender selbst ist wasserdicht. Duschen und Baden ist also kein Problem.

Im Minutentakt erfolgt eine kontinuierliche Zuckermessung in der Flüssigkeit zwischen den Zellen im Fettgewebe der Unterhaut. Sogar eine Trendentwicklung der Werte für die kommende nächste Stunde kann vorhergesagt und im Display präsentiert werden. Und zwar mit einem Pfeil, der, falls Unterzucker droht, nach unten,

Kontinuierliche Zuckermessung auch beim Duschen

und, falls sich Überzucker anbahnt, nach oben zeigt. Alarm schlägt das Gerät schon bei der Prognose von Unter- oder Überzucker. Über eine Bluetooth-Schnittstelle lassen sich Messwerte und Daten mit einer bestimmten Software auf einen Computer übermitteln.

Der Einsatz dieses Systems bleibt natürlich Einzelfällen vorbehalten. Mit diesem Gerät ist sowohl eine kurzfristige intensive Kontrolle der Stoffwechsellage – etwa eine Woche bis zu drei Monaten – als auch eine dauerhafte langfristige Überwachung möglich. Das kann etwa bei ausgeprägter Wahrnehmungsstörung der Unterzuckersymptome der Fall sein, wenn der Diabetiker oft das Bewusstsein verliert, Verletzungs- und Lebensgefahr drohen und der Notarzt oft geholt werden muss. Oder wenn die Blutzuckereinstellung gar nicht klappt und die Werte zwischen Unterzucker und extremem Überzucker dauernd hin- und herspringen.

Aufgepasst

Alle Zuckermessgeräte melden verschiedene Fehler im Display. Etwa wenn zu wenig Blut aufgetragen wurde, der Streifen falsch herum positioniert oder während des Messvorgangs bewegt wurde. Jeder Gerätehersteller liefert in der Gebrauchsanweisung auch ein Verzeichnis der wichtigsten Fehlermeldungen.

Was Sie bei der Wahl des für Sie am besten geeigneten Messgerätes darüber hinaus beachten sollten: den Preis der Teststreifen. Gerade auch, wenn die Krankenkasse in Ihrem Fall vielleicht keine bezahlt.

Ein anderes Auswahlkriterium kann die Größe der Ziffern im Display und die Gerätegröße selbst sein. Diabetiker, die mehrfach am Tag messen, werden sich eher für kleine Versionen entscheiden, die problemlos in Hosen-, Hemd- oder Jackentasche ein Plätzchen finden und im Alltag nicht so auffallen.
Probieren Sie auch aus, wie schwer es ist, den Teststreifen ins Gerät zu schieben und wieder zu entfernen. Denn da gibt es Unterschiede.
Praktisch ist, wenn die Stechhilfe direkt ans Messgerät gesteckt werden kann. Sie müssen dann nur ein Gerät verstauen, haben da aber gleich alles dabei.

Senioren, die vielleicht nicht mehr so wendig und flott in den Fingerbewegungen sind, oder Sehbehinderte werden sich eher für ein größeres Blutzuckermessgerät entscheiden und im Alltag mit großen Ziffern im Display besser klar kommen.
Wie können stark Sehbehinderte oder Blinde mit Diabetes ihren Blutzucker kontrollieren? Seit einigen Jahren gibt es spezielle Systeme: Nach Einweisung mit Hilfe einer sehenden Person kann der zuckerkranke Sehbehinderte ganz alleine piksen und das Blut an Ort und Stelle auf dem Teststreifen platzieren. Der ermittelte Wert wird mit Hilfe eines Zusatzgerätes via Sprachausgabe mitgeteilt.
Eine Funktion zum Abrufen des Tagesprofils gibt es bei diesen Geräten ebenfalls. Die alltagspraktische Anweisung ist natürlich speziell auf die Bedürfnisse der Behinderung zugeschnitten. Immerhin gibt es in Deutschland etwa 70 000 blinde und sehbe-

hinderte Menschen mit Diabetes. Jedes Jahr werden es knapp 2000 mehr, da – nicht zuletzt aufgrund der demographischen Entwicklung – die Zahl der Diabetiker mit Augenbeteiligung steigt.

Messqualität und -fehler

Achten Sie auf das EN-ISO-Gütesiegel

Die Geräte zur Blutzuckermessung arbeiten ziemlich genau, eine gewisse Schwankungsbreite ist aber gesetzlich erlaubt. Damit alles seine Richtigkeit hat, achten Sie darauf, dass Sie bei Ihrem Gerät das Gütesiegel für Messqualität EN-ISO-Norm 15197 finden. Das CE-Zeichen hingegen ist kein Gütekriterium. Es zeigt an, dass weder Brand-, Strahlungs- noch Explosionsrisiko bestehen. Ohne das CE-Zeichen kommt ein Gerät in der Europäischen Union erst gar nicht auf den Markt.

Weil die verschiedenen Teststreifenchargen nicht identisch, sondern herstellungsbedingt etwas unterschiedlich sind, müssen die meisten Messgeräte mit Anbruch einer neuen Streifenpackung auf die jeweilige Charge codiert werden. Denn: Ein falsch codiertes Gerät liefert falsche Blutzuckermesswerte. Immerhin rangieren Codierfehler auf der Fehlerquellenliste der Falschmessungen weit oben.

Oft geht das Codieren automatisch, bei manchen Systemen funktioniert es per Tastendruck oder durch Einlegen eines Code-Chips an der Rückseite des Blutzuckermessgerätes. Roche bietet mit Accu-Chek® Aviva eine Dauercodierung an: Hier wird einmalig vor der ersten Messung ein Aktivierungschip eingelegt. In puncto Codierung ist die Sache für die Lebensdauer dieses Messsystems damit ein für alle Mal erledigt.

Falsche Codierung – eine der häufigsten Fehlerquellen

Bei einigen Blutzuckermessgeräten, zum Beispiel Contour® von Bayer, ist Codieren gar nicht nötig. Bei Systemen ohne Codierung werden Teststreifenchargen mit Normabweichung bereits vor der Auslieferung verworfen. Das hat seinen Preis, die passenden Teststreifen sind deshalb etwas teurer.

Haben Sie den Eindruck, dass bei Ihrer Messung dennoch was nicht stimmt? Dann gehen Sie in die Apotheke, besorgen Sie sich dort eine Kontroll-Lösung für ihr Messgerät.

Weit oben auf der Ursachenskala für Messfehler rangieren zum Beispiel die verschmutzte Fingerbeere, dreckige Lanzetten, zu kräftiges Quetschen der Entnahmestelle, falsch gelagerte Teststreifen, falscher Gerätetemperaturbereich und zu langes Zeitintervall zwischen dem Piksen und der Probenauftragung.

Schon gewusst?

Bei vielen Blutzuckermessgeräten können Sie wählen, ob das Ergebnis in der Maßeinheit Milligramm pro Deziliter oder aber in Millimol pro Liter angezeigt werden soll. Bei einigen Zuckermessgeräten kann der Anwender auch direkt umschalten und sich dann den Blutzuckerwert in der gewünschten Einheit im Display präsentieren lassen.

Alles parat? Die Blutzuckermessung in Einzelschritten

So funktioniert ein Teststreifen: An der Spitze des im Messgerät steckenden Streifens ist ein Feld, in dem ein kleines Röhrchen, eine Kapillare, positioniert ist, die den Blutstropfen ansaugt und in die Reaktionskammer befördert. Hier kommt es zur chemischen Reaktion. Dafür sind Enzyme notwendig, Eiweiße mit Spezialfunktion. Nun kommt es zur Freisetzung von negativ geladenen Teilchen (Elektronen) und zum Stromfluss, der im Gerät in den Blutzuckerwert umgerechnet und angezeigt wird. Je stärker der Stromfluss, desto höher ist die Blutglucose.

Wichtig: Vor dem Beginn der Messung Hände waschen

Am Anfang ist das Stechen und Messen etwas ungewohnt, die Routine kommt aber schnell. Los geht's – Händewaschen mit warmem Wasser: Die Lanzette in die Stechhilfe setzen, Teststreifenpackung auf, Streifen raus und nicht vergessen, Packung schließen. Nun schieben Sie den Streifen ins Gerät. Nicht aufs Testfeld fassen. Nach dem Pikser in die seitliche Fingerbeere halten Sie Teststreifenspitze und Blutstropfen aneinander. Das Blut wird sofort eingesogen.

Quetschen Sie den Finger nicht, sonst gibt es mit Gewebeflüssigkeit verdünntes Blut und der angezeigte Messwert ist dann zu niedrig und eigentlich höher. Wichtig für ein korrektes Messergebnis ist auch, dass die Hände sauber und trocken sind. Bei Blutzuckermessungen zu Hause müssen Sie den ersten Blutstropfen nicht verwerfen, wenn Ihre Hände sauber und trocken sind. Sie müssen die Haut vorher nicht desinfizieren. Beim Arzt oder im Krankenhaus ist es anders.

Wenn Sie unterwegs den Blutzucker messen und keine Gelegenheit haben, die Hände zu waschen und auch kein Feuchttuch zur Fingerreinigung zur Hand haben, dann sollten sie den ersten Blutstropfen verwerfen.

Noch ein paar Tipps: Schützen Sie die Streifen vor Sonne, Hitze und Feuchtigkeit, das Badezimmer ist der falsche Ort zur Lagerung. In der Originaldose ist ein Trocknungsmittel, Licht verändert die Reagenzien – also Deckel zu. Notieren Sie bei Anbruch das Datum auf der Packung. Sie sollten den Inhalt in drei bis sechs Monaten verbrauchen.

Teststreifen sind nach Anbruch der Packung 3–6 Monate haltbar

Schon gewusst?

Forscher aus Michigan haben in Tränen von Kaninchen Zucker bestimmt. Er ist mit deren Blutzuckerwert vergleichbar. Ob das für den Menschen in Zukunft eine Alternative zur Blutzuckermessung werden kann, ist unklar. Man weiß noch nicht, ob in Tränen Unterzuckerungen früh erkannt werden können.[2]

Pflichtprogramm für Typ-I-Diabetiker

Typ-1-Diabetiker sollen mindestens viermal täglich – vor dem Essen und vor dem Zubettgehen – den Blutzucker messen.[3] Auf Reisen, während längeren Autofahrten, bei akuten Erkrankungen oder vor und nach dem Sport sollte es noch öfter sein. Wenn der

Zucker beim Typ-1-Diabetiker nicht nur einmal höher als 250 mg/dl ist, ist Vorsicht angesagt. Dann kann eine Übersäuerung vorliegen, denn der Insulinmangel des Typ-1-Diabetikers lässt auch den Stoffwechsel entgleisen.

Tagesroutine: mindestens viermal täglich Blutzucker messen

Passieren kann das, wenn der Insulinbedarf auf einmal ungewöhnlich hoch ist. Zum Beispiel bei Infekt oder Verletzung. Andere Ursachen: Eine Insulingabe wurde vergessen oder der Katheter der Insulinpumpe ist verstopft. Weil ohne Insulin kein Zucker in die Zellen kommt, nutzt der Körper dann Fettsäuren, um Energie zu gewinnen. Dabei entstehen saure Stoffwechselprodukte, die Ketonkörper. Das sind die drei chemischen Verbindungen Aceton, Acetacetat und ß-Hydroxybutyrat. Bauchschmerz, Erbrechen und Übelkeit sind Warnzeichen der Stoffwechselentgleisung. Auch der Atemgeruch ist dann anders – acetonartig. Das riecht so ähnlich wie ein süßlich-überreifer Apfel.

Übersäuerung: Warnzeichen einer Stoffwechselentgleisung

Die Ketonkörper kann der Diabetiker im Urinstreifentest oder im Blut aus der Fingerbeere nachweisen. Der Bluttest funktioniert genauso wie eine Blutzuckermessung. Bei entsprechend geeigneten Blutzuckertestgeräten kann man auch spezielle Ketonteststreifen nutzen. Ist der Test positiv, liegt eine Übersäuerung (diabetische Ketoazidose) vor. Schnell wirksames Insulin und reichlich Flüssigkeit sind jetzt erforderlich. Im schlimmsten Fall fällt der Typ-1-Diabetiker ins Koma und die Situation ist lebensgefährlich. Im Zweifelsfall: Rufen Sie den Notarzt.

Messen als Typ-2-Diabetiker

Wie häufig sollen Typ-2-Diabetiker den Blutzucker messen? Das ist individuell ganz unterschiedlich. Feste Angaben gibt es nicht. Wie oft gemessen wird, hängt vor allem von der Behandlung ab. Die Spanne der Messintervalle ist dabei breit: Von der einmal wöchentlichen Selbstmessung bis hin zur täglichen Mehrfachmessung – und das noch unterschiedlich häufig.

Selten ist die Messung erforderlich, wenn der Zucker schon mit Bewegung und gesunder Ernährung in den Griff zu kriegen ist. Dann reicht es, den Blutzuckerwert einmal in der Woche oder aber noch seltener zu überprüfen.

Anders sieht es aus, wenn Medikamente eingenommen werden müssen. Auch hier variiert die Messhäufigkeit. Manche messen nur einmal in der Woche, andere nur, wenn sie sich unwohl fühlen oder das Gefühl haben, dass der Stoffwechsel nicht passt.

Hat der Arzt gerade die Tablettendosis geändert oder ein anderes Medikament verordnet, um die Blutzuckerlage zu verbessern, dann sind in dieser Einstellungsphase häufigere Messungen – etwa ein- bis dreimal täglich – erforderlich.

Individuelle Messfrequenz für Typ-2-Diabetiker

Wird Insulin gespritzt, dann wird in der Regel häufiger gemessen. Aber auch hier ist die Messfrequenz individuell sehr unterschiedlich und hängt unter anderem von der Insulinart und von der Spritzhäufigkeit ab: von einer Einmalmessung alle paar Tage über eine einmalige Messung am Tag bis hin zu dreimal täglich.

Selbst wenn der Typ-2-Diabetiker intensiv mit Insulin eingestellt ist und somit häufig am Tag spritzt, muss er sich aber nicht so oft piksen wie ein Typ-1-Diabetiker. Denn das Risiko für akuten Über-

oder Unterzucker ist beim Typ-2-Diabetes – von Ausnahmen wie zum Beispiel akuter Erkrankung oder ungewöhnlich starker körperlicher Bewegung mal abgesehen – meist nicht ganz so hoch. Das hängt vor allem mit der noch vorhandenen körpereigenen Insulinproduktion zusammen.

Zusammengefasst: Messen mit Struktur – verschiedene Tagesprofile zur Blutzuckermessung

- 2-Punkt-Profil: vor dem Schlafengehen und vor dem Aufstehen
- 4-Punkt-Profil: vor den Hauptmahlzeiten und vor dem Schlafengehen
- 7-Punkt-Profil: vor und zwei Stunden nach den Hauptmahlzeiten und vor dem Schlafengehen
- 4-Punkt-Profil oder 7-Punkt-Profil alle 8 Tage: So erhält man im Verlauf Messungen von jedem Wochentag[4]

Was gemessen werden kann – das kann man auch verbessern (optimieren). In den Schulungen, im Gespräch mit Arzt und Diabetesteam wird der Zuckerkranke lernen, richtig auf die Blutzuckerwerte zu reagieren. In der Einstellungsphase oder einfach mal zwischendurch wird Ihr Arzt wissen wollen, wie die Blutzuckerwerte im Tagesverlauf schwanken. Er wird Ihnen hierzu eine Tagesprofilmessung mit zwei bis sieben Messungen am Tag vorschlagen.

Sind die Messwerte stabil im oder geringfügig um das Zielniveau herum, Ernährungsgewohnheiten und Ausmaß der Bewegung relativ konstant, dann reichen wenige Messungen. Manchmal tut

es durchaus eine gelegentliche Nüchternblutzuckerbestimmung. Im Fall des morgendlichen Überzuckers sollte zwischen 2.00 – 3.00 Uhr nachts gemessen werden. Damit wird eine nächtliche Unterzuckerung ausgeschlossen, auf die der Diabetiker dann mit einer »reaktiven Überzuckerung« reagiert. Also: Ist der Zucker nachts zu niedrig und morgens zu hoch – dann müssen die Medikamente und/oder die Insulindosis am Abend reduziert werden.
Eine Sondersituation, in der der Blutzucker sogar bis zu siebenmal oder sogar noch häufiger am Tag gemessen wird, ist die Schwangerschaft.

Zu oft messen kann auch stressen

Zu häufige Messungen sind auch nicht das Wahre. »Machen Sie sich nicht verrückt, wer zu viel misst, misst Mist«, kommentiert Dr. Günter Kraus, niedergelassener Diabetologe aus Memmelsdorf bei Bamberg. Es soll so oft gemessen werden, dass das individuelle Stoffwechselziel in greifbare Nähe rückt oder erreicht ist.

Zu häufiges Messen kann den Körper negativ beeinflussen

In der Klinik haben wir eine 73 Jahre alte Patientin behandelt, die wegen Angstattacken, Depressionen und leicht erhöhten Blutzucker- und Blutdruckwerten auf unserer Station war. Alle genannten Erkrankungen sind miteinander verwoben und somit in Zusammenhang zu sehen. Sie war wie gefangen in dem Zwang, ständig ihre Blutzucker- und Blutdruckwerte selbst kontrollieren zu müssen. Zehnmal pro Tag war anfangs durchaus die Regel. Sie nahm

zuckersenkende Tabletten. Über kleine Ausreißer der Werte nach oben regte sie sich sehr auf.
Geprägt war ihr Verhalten auch durch ausgeprägte Angst vor Unterzuckerung – verbunden mit der Angst, in der Hypoglykämie sterben zu müssen. Dieses sich selbst ständig »unter Strom setzen« hat natürlich eine Stressreaktion des Körpers zur Folge. Wie zu erwarten mit den vegetativen Antworten: Blutdruck und Blutzucker gehen in die Höhe. Das sind ganz normale Körperreaktionen.
Das A und O der Therapie war, diesen Stress, der die Patientin in »ihrem Hamsterrad« gefangen hielt, etwas zu vermindern. Die Darstellung dieser Zusammenhänge war täglich mehrfach Thema im Gespräch mit ihr.

Das Vertrauen in die eigene Körperwahrnehmung stärken

Wir versuchten ihr zu vermitteln, dass *sie selbst* die Möglichkeit hat, Blutdruck und Blutzucker regulierend zu beeinflussen. Wir wählten blutzuckersenkende Tabletten zur Nacht in geringerer Dosierung, die keine Hypoglykämien verursachen. Das sagten wir ihr auch. Nicht nur einmal ... Und nicht nur das: Sie könne Vertrauen in ihren eigenen Körper und ihre Selbstwahrnehmung haben.
Bei bedrohlicher Entgleisung von Blutdruck- und Blutzuckerlage, so legten wir ihr nahe, gebe er verlässliche Alarmzeichen. Es war ein langwieriger Prozess mit sehr vielen Einzelgesprächen, den wir während des stationären Aufenthaltes der älteren Dame nur anstoßen konnten. Sie forderte sehr viel Zuwendung und Aufmerksamkeit.
In Absprache brachten wir die besorgte Patientin dazu, auf die gewohnten häufigen Kontrollen zu verzichten. »Wir übernehmen das jetzt hier für Sie«, war unsere Botschaft. »Wir passen auf Sie

auf, wir haben Sie im Blick«, das war unsere Gegenleistung. Und es klappte zumindest ansatzweise. Dass hier in der schwierigen Lebenssituation mit familiären Krisen eine Mitursache zu sehen war, war uns schnell klar.

Unter Auslenkung in der Therapie, zum Beispiel bei gruppengymnastischen Aktivitäten, in der Entspannungsgruppe oder in ergotherapeutischer Behandlung (Seidenmalen und andere kreative Tätigkeiten) vergaß sie regelrecht die »doch eigentlich« anstehenden Zucker- und Blutdruckkontrollen. Und es passierte ihr nichts. Das wiederum gab ihr ein wenig Sicherheit und Selbstvertrauen. Dieses zu erleben, tat der Patientin sichtlich gut.

Soziale Aktivitäten können helfen

Nach der Entlassung wollte die allein lebende Seniorin zu Hause wieder etwas aktiver sein. Zusammen mit ihr organisierte unsere Sozialpädagogin ein Programm: Auf ihrer Wunschliste stand einmal pro Woche Gymnastik. Die Patientin suchte sich zudem einen Gesprächskreis, eine Kochgruppe und einen Entspannungskurs aus.

Als sie entlassen wurde, ging es ihr besser, körperlich und seelisch. Und: Blutzucker und Blutdruck bewegten sich in altersentsprechenden Grenzen, von seltenen Ausreißern abgesehen. Gemessen hat sie übrigens zuletzt deutlich seltener.

Leben mit der Zuckerkrankheit

In den vergangenen Kapiteln haben Sie viel erfahren über die Vorgänge im Körper, über die verschiedenen Therapiemöglichkeiten und wie sich Ernährung und Sport auf Diabetes auswirken. Im folgenden Kapitel haben wir Ihnen praktische Hinweise zusammengestellt – für Ihre eigene Mobilität im Alltag mit Blick auf Ihren Führerschein und mit Blick auf Dinge, die Sie bei Ihren Reisen beachten müssen. Und schließlich gibt es Tipps für Probleme, mit denen leider nicht wenige Diabetiker zu kämpfen haben: Unterzuckerung und psychische Befindlichkeiten.

Unterzuckerung rechtzeitig erkennen

Kennen Sie das Gefühl, wenn Ihnen plötzlich die Energie ausgeht, weil zu wenig Zucker in der Blutbahn kursiert? Vier von fünf Patienten haben exakt diese Wahrnehmung schon einmal gehabt. Mehr und mehr schwindet die Konzentration, der Kopf schmerzt, sie schwitzen, zittern, sind leicht reizbar, vielleicht auch ängstlich, sie haben das Gefühl, dass ihnen das Herz bis zum Hals schlägt.

Vorsicht bei Unterzuckerung

Dann lautet die Diagnose Unterzuckerung. In dieser Situation sind das Gehirn und andere wichtige Organe in ihrer Funktion eingeschränkt. In extremen Fällen kann es zu Sprach-, Seh- und Gleichgewichtsstörungen kommen. Diese Symptome gibt es auch bei einem Schlaganfall. Sogar Krampfanfälle bis zur Bewusstlosigkeit sind möglich. Das darf nicht am Steuer eines Fahrzeugs passieren. Und damit ist klar, weshalb die Frage der Selbstwahrnehmung bei Unterzuckerung gerade im Straßenverkehr von fundamentaler Bedeutung ist.

Um all diese Probleme zu vermeiden, können Sie konsequent gegensteuern – indem Sie an einer vorbeugenden Wahrnehmungsschulung teilnehmen, die Ihnen hilft, die Warnsignale frühzeitig zu erkennen, und zugleich mit Ihrem Arzt abklären, ob es geeignete Medikamente gibt, die speziell das Problem der Wahrnehmung bei Unterzuckerung verbessern.

Wenn die Psyche Probleme macht

Der Diabetiker kann eigenverantwortlich entscheiden, was er mit Blick auf den Verlauf der Stoffwechselkrankheit beitragen möchte.

Strategien im Umgang mit Diabetes

Aus meiner Erfahrung in der Praxis weiß ich: Im Umgang mit der Krankheit benötigen Sie ein solides Fundament. Dabei können Ihnen folgende Strategien helfen:[1]

- Lernen Sie, so viel Sie können, über Diabetes. Das gibt ihnen die Sicherheit, autonom Entscheidungen zu treffen!

- Lassen Sie sich professionell schulen. Fragen Sie Ihren Arzt nach Angeboten.
- Stimmen Sie sich mit Ihrem Arzt konkret darüber ab, wie Sie mit der Krankheit umgehen. Entwickeln Sie mit ihm einen individuellen Plan, der auch realistisch umgesetzt werden kann.
- Seien Sie bei der Umsetzung dieses Plans immer ehrlich zu sich selbst. Nur das bringt Sie weiter.

Wenn es nicht so richtig funktionieren will mit dem, was Experten »Therapietreue« nennen, dann können Ihnen einige Fragen weiterhelfen, Ihre eigene Situation besser zu hinterfragen und zu analysieren:

- Was sind die Gründe, dass Sie eigene Verantwortung mit Blick auf Ihre Krankheit nicht akzeptieren wollen?
- Welche negativen Folgen hat die Tatsache, dass Sie sich von all den vielen Vorgaben, dies und jenes zu beachten und zu befolgen, oft in ein Zwangskorsett gepresst fühlen?
- Welche Vorteile/negativen Auswirkungen hat es, wenn Sie Ihre Verantwortung für den Umgang mit der Krankheit akzeptieren?
- Was können Sie ganz konkret in dieser Woche tun, um sich Ihrer Verantwortung zu stellen?

Suchen Sie bei Problemen immer wieder das Gespräch mit Ihrem betreuenden Arzt! Er wird Ihnen hier zur Seite stehen. Und lassen Sie Ihren Lebenspartner und die Menschen in Ihrer unmittelbaren Umgebung nicht im Unklaren über Iihre Befindlichkeiten! Gespräche können helfen, Dinge aus einem ganz anderen Blickwinkel zu sehen.

Ein moderates Auf und Ab des Lebensgefühls in gewissen Schwingungen ist ganz dabei normal. Psychiater nennen einen seelisch Gesunden deshalb »schwingungsfähig«. Aber nicht selten ist das Lebensgefühl auch auf Dauer verknüpft mit Stress, Traurigkeit, mit Gefühlen von Angst, Isolation, Ärger und Verbitterung, womöglich entstehen sogar Schuldgefühle, für die es keine rationale Erklärung gibt.

Diabetes und Depressionen stehen oft in Zusammenhang

Depressiv werden, Ängste entwickeln – darunter leiden nicht wenige Diabetiker. So treten klinisch manifeste Depressionen bei Diabetikern mindestens doppelt so häufig auf wie in der Allgemeinbevölkerung. Erschwerend kommt hinzu, dass sich psychische Erkrankungen besonders negativ auf die Prognose und die Lebensqualität von Diabetikern auswirken. Darüber hinaus gibt es auch umgekehrt ein bemerkenswertes Phänomen: Menschen mit Depressionen sind besonders gefährdet, an Diabetes zu erkranken.

Aber wie können Sie Zeichen von Depression erkennen?

- Haben Sie sich im letzten Monat häufig niedergeschlagen, hoffnungslos oder depressiv gefühlt?
- Haben Sie im letzten Monat wenig Freude oder Interesse an Dingen verspürt, die Ihnen gewöhnlich Freude bereiten?[2]

Zwei Fragen, die weiterhelfen. Beantworten Sie beide mit »Ja«, dann haben Sie noch lange keine Depressionen. Ihr Arzt aber hat Hinweise, dass es bei diesem Sachverhalt sinnvoll sein könnte, weitere diagnostische Optionen ins Auge zu fassen.

Aus Expertensicht ist bei Diabetes-Patienten ein regelmäßiges Screening auf Depressionen wichtig. So können rechtzeitig psy-

chotherapeutische und wenn nötig auch medikamentöse Behandlungen eingeleitet werden.
Machen Sie Ihre Probleme also unbedingt bei Ihrem Arzt zum Thema, er wird mit Ihnen Wege finden, damit Sie Ihre psychischen Probleme besser in den Griff bekommen.
Bitte bedenken Sie: Menschen mit Diabetes sind meist besorgter, ängstlicher und einsamer, wenn sie zusätzlich unter einer Depression leiden.

On the road again – Diabetiker auf Traumreise

Ein Traumurlaub im wilden Westen der USA? Exkursionen in Südafrika? Unterwegs entlang der faszinierenden Ostküste Australiens? Die Welt ist groß. Und Diabetiker sind genauso begeistert vom Reisen rund um den Erdball wie Menschen, die die Auswirkungen dieser Krankheit bei ihren Planungen nicht berücksichtigen müssen.
Es ist sicher gut zu wissen, dass für Diabetiker Reisen in nahe und ferne Länder heute kein Problem mehr darstellen. Das gilt auch für längere Touren ins ferne Ausland – die moderne Insulintherapie macht das möglich.

Fernreisen dank moderner Insulintherapie

Wenn Sie die große weite Welt lockt, dann stehen alle Länder offen. Aber es gibt einige wichtige Regeln, die Sie konsequent beachten müssen. Dazu ist es zunächst einmal nötig, dass Sie sich ausführlich im Vorfeld der Reise mit Ihrem Arzt abstimmen.

Bevor es überhaupt losgeht, ist es zwingend notwendig, den Impfstatus zu überprüfen. Sind Sie ausreichend geimpft? Infektionen vor Ort könnten für Ihren Stoffwechsel schlimme Folgen haben. Ganz unabhängig von Ihren Reisevorhaben sollten Sie Ihren Impfstatus auch in puncto Basisimpfungen gegen Tetanus, Diphtherie, Keuchhusten, Kinderlähmung, Lungenentzündung und Masern überprüfen lassen. Auch im Internet werden Sie schnell fündig, welche Impfungen Sie für welche Länder brauchen. Nur zwei Beispiele: die Seiten des Auswärtigen Amtes (www.auswaertiges-amt.de) oder des Centrums für Reisemedizin (www.cme.de).

Wichtig sind auch Sonnen- und Insektenschutzmittel. Auch die Kleidung können Sie mit insektenabwehrenden Mitteln einsprühen. Lassen Sie sich in der Apotheke beraten. Je nach Zielort sollten sie auch Mückennetze mitnehmen, die Sie über das Bett hängen können.

Was gilt es weiter zu bedenken? Wer als Diabetiker in den Urlaub fährt, muss immer einen ausreichenden Vorrat an Insulin mitnehmen. Die Empfehlung: Packen Sie mindestens das Doppelte der benötigten Menge ein.

Insulin gehört immer ins Handgepäck

Bei Flügen gilt: Alles im Handgepäck transportieren! Kommen Gepäckstücke abhanden, was bei einer Flugreise passieren kann, weil Koffer fehlgeleitet wurden, dann könnte es Probleme geben. Und nicht nur das. Experten warnen auch, dass es in dem Teil des Fliegers, in dem die Koffer gelagert sind, zu kalt für das Insulin wird.

Sie sollten grundsätzlich einen Diabetikerausweis mit auf die Reise nehmen. Dann sind Sie gerüstet für den Fall, dass Sie kontrolliert werden. Kontrollen, zum Beispiel an Flughäfen, sind nie auszuschließen. In Ihrem Ausweis sollte im Idealfall in fremden Sprachen vermerkt sein, dass die Insulinbehandlung für Sie äußerst wichtig ist. Empfehlenswert ist auch eine Bescheinigung vom Arzt, dass Sie eine größere Menge an Insulin mit sich führen müssen. Es gibt standardisierte Vordrucke.[3]

Seit November 2006 gibt es neue EU-Richtlinien zur Flugsicherheit, die auch konkret Diabetiker betreffen. Danach dürfen Flüssigkeiten nur im Handgepäck transportiert werden, wenn sie in speziellen Beuteln verpackt sind, und das gilt auch für Insulin. Im Flugzeug erlaubt sind Flüssigkeiten bis 100 ml. Sie müssen in einem Plastikbeutel von maximal einem Liter Fassungsvermögen transportiert werden, der durchsichtig ist und wieder verschlossen werden kann.

Eigentlich gilt hier die Regel, dass pro Passagier nur ein Plastikbeutel erlaubt ist. Aber die EU-Richtlinie sieht speziell für Arzneimittel Ausnahmeregelungen vor. Diabetiker dürfen deshalb mehrere Plastikbeutel mitnehmen.

Berücksichtigen Sie die Zeitverschiebung bei der Medikamenteneinnahme

Sie haben vorab alles geklärt? Dann kann der Urlaub beginnen. Wenn Sie mit der Bahn oder dem Auto innerhalb einer Zeitzone unterwegs sind, dann ist eine Anpassung der Insulin- oder Medikamentendosis in der Regel nicht nötig. Bei Fernreisen allerdings muss man die Zeitverschiebung berücksichtigen. Entsprechend wird auch eine Anpassung der jeweiligen Dosis erforderlich sein.

Aufgepasst: Einnahme Blutzucker senkender Tabletten auf Flugreisen

Sie sollten am Tag Ihres Flugs die Medikamente wie gewohnt einnehmen. Fliegen Sie in Richtung Westen, bedeutet das, dass dieser Tag sich für Sie verlängert. Die Konsequenz: Sie benötigen mehr Tabletten, die zweite Tagesdosis im Flieger kann dann um ein Viertel bzw. um die Hälfte erhöht werden. Wenn Sie am Ziel Ihrer Reise angekommen sind, sollten Sie die nächsten Tabletten nach der neuen Ortszeit wie gewohnt einnehmen.
Genau umgekehrt ist es bei Flügen, die in Richtung Osten gehen. Dann verkürzt sich der Tag, und entsprechend ist der Bedarf an Blutzucker senkenden Tabletten geringer. Die zweite Tagesdosis im Flieger sollte dann um ein Viertel oder um die Hälfte verringert werden. Wie gewohnt wird die Folgedosis an Tabletten dann nach der neuen Ortszeit eingenommen.

Herausforderungen im Ferienparadies

Sind Sie gut im Ferienparadies gelandet? Jetzt warten neue Herausforderungen. Für die Lagerung des Insulins bei Ihrer Reise müssen Sie immer im Blick behalten, dass die Insulintemperatur in der Regel 25 °C nicht überschreiten sollte. Und sie sollte unter keinen Umständen über 40 °C ansteigen. In Gegenden mit besonders großer Hitze ist es sinnvoll, die Insulinpräparate in einer kleinen Kühlbox mitzunehmen.

Achten Sie auf die richtige Lagerung des Insulins

Und schon gibt es eine weitere Klippe. Diese Aufbewahrungsart ist nicht ganz unproblematisch. Man darf nämlich nicht vergessen, dass die Wirksamkeit des Insulins nicht nur bei höheren, sondern auch bei niedrigen Temperaturen beeinträchtigt ist. Viele Kühltaschen sind hier nicht geeignet, weil die Temperatur des Insulins bei einer Lagerung darin zu stark sinkt. Viele Pharma-Unternehmen empfehlen, das Insulin zwischen 2–8 °C optimal zu lagern. Sind die Temperaturen niedriger – und das ist bei der Aufbewahrung in einer handelsüblichen Kühlbox leicht möglich – dann können Insulinlösungen oder auch Suspensionen gefrieren. Die Folge: Die biologische Wirkung des Insulins kann verloren gehen. Nicht zu vergessen ist auch, dass sogar immunologische Reaktionen auf das veränderte Insulin möglich sind.

Professor Hellmut Mehnert weist auf weitere Probleme hin, die bei der Lagerung und beim Transport von Insulin entstehen können. Es geht dabei um Haarrisse in Ampullen und Spritzen. Vorsicht ist geboten: Diese Risse könnten das Eindringen von Toxinen oder von Infektionserregern ermöglichen.[4]

Sind Sie erst einmal unterwegs, dann empfiehlt sich die Verteilung des Insulins auf mehrere Koffer. Ein Tipp: Insulin ins Handtuch einwickeln und in der Mitte des Koffers platzieren. So ist es rundherum gut gepolstert.

Diabetes-Sprachführer können hilfreich sein

Ein mögliches Problem sollte bei der Planung für Ihre Tour nicht unterschätzt werden – und das ist die fremde Sprache im Urlaubsland. Damit Diabetespatienten im Urlaub Sprachbarrieren meistern und sich auch mit

Blick auf ihre Krankheit verständigen können, gibt es jetzt den Sprachführer Diabetes von Novartis Pharma in den fünf Sprachen Englisch, Französisch, Spanisch, Italienisch und Türkisch.[5]
Geht Insulin im Ausland verloren oder verdirbt es, suchen Sie einen Arzt oder ein Krankenhaus auf, in dem Sie qualifizierten Ersatz erhalten. Im Notfall hilft auch die deutsche Botschaft. Zu Hause bitte schon den Handelsnamen, den Produktionscode und die Herstellerfirma Ihres bevorzugten Präparates notieren. Bitte beachten Sie, dass Ihr Insulin im Ausland unter einem anderen Namen im Handel sein kann. Sie sollten auch berücksichtigen, dass in anderen Ländern auch andere Essgewohnheiten bestehen. Wir empfehlen Ihnen deshalb, zunächst häufiger Ihren Blutzucker zu testen, um Ihren Insulinbedarf gegebenenfalls anpassen zu können.

Mein Führerschein gehört mir

Alptraumsituation auf der Autobahn: Einem PKW-Fahrer wird bei hoher Geschwindigkeit plötzlich schwindlig. Er verliert die Kontrolle über sein Fahrzeug, prallt gegen die Leitplanke und überschlägt sich. Ein zweites Fahrzeug rast in das Autowrack. Beide Fahrer überleben schwer verletzt. Dem Unfallverursacher kann hinterher kein Alkoholmissbrauch nachgewiesen werden. Er hat auch keine Drogen genommen. Er ist Diabetiker und litt bei dem Schwindelanfall an Unterzuckerung. Zugegeben: eine Situation, die extrem selten vorkommt. Aber ausgeschlossen ist sie nie.

Viele Menschen legen jeden Tag große Entfernungen auf dem Weg zu ihrem Arbeitsplatz zurück und sind dabei dringend auf einen Führerschein angewiesen. Für Patienten mit Diabetes ist das eine ganz besondere Herausforderung. Ihre Fahrtüchtigkeit kann beeinträchtigt sein. Kann, muss aber nicht.[6] Besonders gefährlich wird es, wenn Diabetiker unterzuckert sind und das womöglich nicht erkennen.

Auch Diabetiker sind fahrtauglich

Bei Führerscheinneuerwerb müssen Fragen zum Gesundheitszustand wahrheitsgemäß beantwortet werden. Experten raten aber davon ab, ungefragt und ohne Not darauf hinzuweisen, dass man Diabetiker sei. Ohnehin ist ein Führerscheininhaber mit Führerschein der Gruppe 1 (im Wesentlichen Motorräder und PKW), der erst nach dem Erwerb der Fahrerlaubnis an Diabetes erkrankt, zu keiner Nachmeldung verpflichtet. Zu einer Meldung kann es jedoch bei Neuantrag, Verlust des Führerscheins oder durch Äußerungen über die Diabeteserkrankung auf Ämtern, Behörden und bei der Polizei kommen.

Generell lässt sich aber feststellen, dass ein Diabetiker, der nicht zu häufigen oder unkontrollierbaren Unterzuckerungen neigt, sämtliche Kraftfahrzeuge der Klassen A, A1 (Motorrad), M (Leichtkrafträder), B, BE (Pkw bis 7,5 t) sowie Land- und forstwirtschaftliche Zugmaschinen führen darf.[7]

Nicht geeignet zum Fahren im Straßenverkehr (sowohl Klassen A und B) sind Diabetiker, wenn sie zu schweren Stoffwechselentgleisungen mit Unterzuckerung und damit verbundenem Kontrollverlust, Verhaltensstörungen oder Bewusstseinsbeeinträchtigungen neigen. Dasselbe gilt für eine Tendenz zu Hyperglykämien mit ausgeprägten Symptomen wie Schwäche, Übelkeit, Erbrechen oder Bewusstseinsbeeinträchtigungen.

Fahrtauglich? Nur mit stabiler Stoffwechsellage!

Diabetiker, die nach einer Stoffwechseldekompensation erstmals oder überhaupt neu eingestellt werden, erfüllen erst dann die Anforderungen fürs Fahren, wenn die Stoffwechsellage wieder stabil und das Sehvermögen (wieder) normal ist.

Die Hürden für das Fahren von Autos der Führerscheinklassen C und D sind deutlich höher. Wer als Diabetiker mit Insulin behandelt wird, ist in der Regel nicht in der Lage, Busse und LKW zu fahren. Ausnahmen setzen nach den Begutachtungs-Leitlinien zur Kraftfahrereignung außergewöhnliche Umstände voraus, die in einem ausführlichen Gutachten zu beschreiben sind. Neben regelmäßigen ärztlichen Kontrollen sind Begutachtungen im Abstand von maximal zwei Jahren erforderlich.

Mit Ausnahmegenehmigung können auch LKW und Busse gefahren werden

Diabetiker, die mit oralen Antidiabetika vom Sulfonylharnstofftyp behandelt werden, können Kraftfahrzeuge der Klassen C und D fahren, wenn vor der Genehmigung eine gute Stoffwechselführung ohne Hypoglykämien über etwa drei Monate vorlag. Nachbegutachtungen sind im Abstand von höchstens drei Jahren erforderlich.

Zusammengefasst: Was Sie als Diabetiker vor der Fahrt beachten müssen

- Messen Sie grundsätzlich den Blutzuckerspiegel, bevor Sie sich ans Steuer setzen.
- Fahren Sie nach starker körperlicher Arbeit bzw. körperlicher Betätigung nicht sofort los, essen Sie vorher, um das Unfallrisiko gering zu halten.

- Halten Sie bereits beim geringsten Verdacht auf Unterzuckerung sofort an und überprüfen Sie erneut den Blutzuckerspiegel.
- Stellen Sie eine Standardausrüstung für Ihr Fahrzeug bereit. Dazu gehören ein mobiles Blutzuckermessgerät beziehungsweise Teststreifen, Insulin, Spritzen, Medikamente und der Diabetikerausweis.
- Nehmen Sie bei einer Hypoglykämie schnell wirksame Kohlenhydrate wie Traubenzucker oder zuckerhaltige Softdrinks wie Cola zu sich. Sie müssen jederzeit griffbereit sein. Anschließend sollten Sie mit langsamer blutzuckersteigernden Nahrungsmitteln (Brot oder Apfel) den Blutzuckerspiegel wieder normalisieren.
- Setzen Sie die Fahrt erst dann fort, wenn alle Werte stimmen und Sie sich ganz erholt haben. Das bedeutet: mindestens 15 Minuten Pause.
- Vermeiden Sie Alkohol und Übermüdung am Steuer, fahren Sie defensiv. Vergessen Sie nicht, regelmäßig Pausen zu machen.[8]

Folgeerkrankungen und Spätschäden

Fast jeder dritte neu entdeckte Typ-2-Diabetiker hat bereits Veränderungen an Augen, Nerven oder Nieren, die durch den Überzucker kommen. Häufiger Begleiter des Diabetes ist auch das Trio aus hohem Blutdruck, hohen Blutfetten und Übergewicht. Die Folgeerkrankungen des Diabetes mellitus zeigen sich im Prinzip an drei Orten im menschlichen Körper: an den großen Blutgefäßen, an den kleinen Arterien und an den Nerven.

Besonders häufig betroffen: große Blutgefäße, kleine Arterien, Nerven

Die diabetesbedingten Schäden an den großen Blutgefäßen des menschlichen Körpers fasst man unter dem Begriff diabetische Makroangiopathie zusammen. Zur Begriffserklärung: Makroangiopathie, aus dem Griechischen: *makros* heißt groß, *angio* das Gefäß und *pathie* bedeutet Krankheit, Leiden.

Betroffen sind die Arterien am Herz, im Hirn und an den Beinen. Bei dauerhafter Überzuckerung im Blut verkalken Herzkranzgefäße, Hirngefäße und Becken-Beinarterien schneller. Koronare Herzerkrankung, Herzinfarkt, Schlaganfall und Schaufensterkrankheit können folgen.

Wenn die kleinen Arterien durch die Zuckererkrankung geschädigt sind, treten die Krankheiten in Erscheinung, die die Experten unter dem Begriff diabetische Mikroangiographie zusammenfassen. Im engeren Sinn zählen Nieren-, Netzhaut- und Nervenschäden – hierunter fällt auch das diabetische Fußsyndrom – samt ihren Folgen dazu.

Schäden an den großen Blutgefäßen

Gemeinsam ist allen Prozessen an den großen Blutgefäßen, die zu Schäden führen, dass sich an ihrer Innenwand cholesterinhaltige harte Beete bilden, deren Kern aus Fett-, Entzündungs-, Bindegewebszellen und Kalkteilchen besteht. Diese Plaques haften an der Arterienwand und sind zur Gefäßinnenseite von einer dünnen Kappe bedeckt. Über einen längeren Zeitraum werden die herdförmigen Gewebeveränderungen größer und härter. Das ist die Arteriosklerose oder auch Atherosklerose.

Gefährliche Spätfolge: Gefäßverkalkung

Das Gefäß verkalkt mehr und mehr. Die Blutbahn wird zu eng. Das Blut fließt schlechter, im Gewebe kommen weniger Nährstoffe und zu wenig Sauerstoff an. Die Plaques in den Arterien reißen manchmal ein. Dann können sich Teilchen lösen, als Gerinnsel verschleppt werden und die Blutbahn ganz verstopfen, sodass kein Sauerstoff mehr hindurchkommen kann. Das spielt sich zum Beispiel beim Herzinfarkt, beim Schlaganfall oder aber bei dem sehr schmerzhaften Verschluss einer Beinarterie ab.

Es kann auch sein, dass nach dem Einriss der Plaques nichts weggeschwemmt wird, sich vor Ort aber Blutplättchen anlagern, um den Riss zu reparieren. Das braucht Platz, im Gefäß wird es eng, es verstopft. In der Folge nimmt die Sauerstoffversorgung direkt im betroffenen Gefäß ab.

Verkalken die Herzkranzgefäße (Koronare Herzerkrankung), hat der Herzmuskel dauerhaft zu wenig Sauerstoff. Ständig hohe Blutzucker- und Blutdruckwerte beschleunigen die Gefäßverkalkung.

Typische Symptome der Gefäßverkalkung

Enge- oder Schmerzgefühl in der Brust (Angina pectoris) sind typische Symptome. Die Angina pectoris kann anfallsweise auftreten, der Schmerz kann in Arme, Schulterblätter oder die Kieferregion ausstrahlen. Und das im Ruhezustand, während körperlicher Belastung oder aber erst danach. Starke Atemnot kann ebenfalls ein Symptom der Herzkranzgefäßverkalkung sein.

Häufig, aber nicht immer liefern Veränderungen im EKG (Elektrokardiogramm: Aufzeichnung der elektrischen Aktivität der Herzmuskelfasern) erste Hinweise. Wahrscheinlich wird Ihr Arzt Ihnen ein Belastungs-EKG (Fahrradergometrie) empfehlen, um zu sehen, ob bei der steigenden körperlichen Belastung und somit erhöhtem Sauerstoffbedarf krankhafte Befunde auftreten.

Tückisch ist, dass ein Diabetiker den Brustschmerz unter Umständen überhaupt nicht als solchen spürt. Das ist dann der Fall, wenn ständige Zuckerspitzen im Blut die Nerven bereits geschädigt haben. Die Nervenfasern können die Sinneswahrnehmung »Schmerz« nicht mehr ans Gehirn weiterleiten. Man nennt dies diabetische Neuropathie.

Bei Gefäßverkalkung droht ein Herzinfarkt

Je enger es in der Blutbahn wird, desto größer ist die Gefahr, dass das Herz aus dem Takt gerät: Herzrhythmusstörungen, Herzschwäche, Herzinfarkt und plötzlicher Herztod können drohen.

Das typische Symptom beim Herzinfarkt ist ein starker Brustschmerz. Betroffene beschreiben ihn mitunter als extrem starkes Druckgefühl: »Mir sitzt jemand auf der Brust« oder »Wie ein Messerstich«, »Als würde mir jemand das Herz aus dem Brustkorb reißen«. Oft ist das vegetative Nervensystem beteiligt: Dem Herzinfarktpatienten stehen Schweißperlen auf der Stirn, er ist sehr blass, sein Blutdruck kaum messbar niedrig, sein Puls kaum zu tasten, ihm ist übel, er hat Todesangst. Zögern Sie nicht, rufen Sie bei plötzlichem Brustschmerz sofort den Notarzt.

Man weiß heute, dass eine Depression das Herzinfarktrisiko erhöht und Diabetiker im Vergleich zum Blutzuckergesunden häufiger depressiv sind. Forscher haben ebenfalls gezeigt, dass bei nächtlichen Atempausen, dem Schlafapnoe-Syndrom, Herzinfarkt und Schlaganfall häufiger sind. Das wird mit dem Anstieg der Stresshormone im Blut und dem Sauerstoffmangel im Gehirn in Verbindung gebracht. Außerdem wirkt beim Patienten mit Schlafapnoe das Insulin nicht richtig, daher haben sie auch öfter Typ-2-Diabetes.

Aufgepasst

Etwa jeder Dritte Diabetiker hat nächtliche Atemaussetzer. Ist man tags sehr müde und fällt fast zwangsweise in kurze Nickerchen, dann sollte man der Sache genauer auf den Grund gehen. Denn, Aufwachen, weil zu wenig Sauerstoff im Blut ist, bedeutet Stress für den Körper. Ganz automatisch steigen dann im Blut die Botenstoffe an, die auch den

Zucker in die Höhe treiben.[1] Schlafexperten können feststellen, ob der nächtliche Einsatz einer Atemmaske notwendig ist.

Die fatalen Folgen des Schlaganfalls

Jeder fünfte Schlaganfallpatient hat einen Diabetes mellitus. Wenn das Gehirn nicht mehr richtig durchblutet wird, können ganz plötzlich verschiedene Funktionen des zentralen Nervensystems ausfallen und die Zellen sterben ab.

Es gibt Vorstufen der Hirnzellschädigung, hier hält die Symptomatik manchmal nur einen Tag, manchmal auch länger an und bildet sich später wieder vollständig zurück.

Schlaganfall: Mangel an sauerstoffreichem Blut im Gehirn

Zum Schlaganfall kann es kommen, wenn die Hirnarterie mit einem Gerinnsel verstopft ist, was häufig passiert, wenn die Herzvorhöfe nicht mehr im richtigen Takt schlagen. Sie flimmern, wodurch sich leichter Klümpchen bilden können, die dann im Blut ins Hirn verschleppt werden.

Hängen in den Halsschlagadern Kalkplättchen, können sich dort Teilchen lösen und mit dem Blutstrom ins Gehirn gelangen und dort die Arterie verstopfen. Auch wenn dickere Kalkplatten die Schlagader bereits am Hals verschließen, kann es zum Schlaganfall kommen. Oder aber, ein Gefäß im Hirn verkalkt und wird immer enger, bis gar kein sauerstoffreiches Blut mehr fließen kann. Die Gehirnzellen können auch absterben, wenn eine Arterie reißt und es zur Blutung im Hirn kommt. Etwa 10–15 % der Schlaganfälle sind blutungsbedingt.

Erste Warnzeichen bei Schlaganfall

Ganz plötzlich, schlagartig auftretende Doppelbilder, Seh- oder Sprachstörung, Gangstörung, Taubheitsgefühl, Schwäche oder Lähmung von Arm oder Bein, einer Gesichts- oder einer ganzen Körperhälfte – das sind Warnzeichen oder Schlaganfallvorboten.

Zögern Sie auch hier nicht, rufen Sie sofort den Notarzt. Je schneller der Patient im Krankenhaus ist, desto besser sind die Behandlungschancen. Jede Minute zählt.

Aufgepasst: Das können Sie tun, bis der Notarzt da ist:

Beruhigen Sie den Patienten, öffnen Sie das Fenster, setzen Sie den Betroffenen auf, entfernen Sie alles, was ihn einengt: Gürtel, Schlips, Halstuch. Knöpfen Sie Bluse oder Hemd auf, lassen Sie den Betroffenen nüchtern und – falls vorhanden – entfernen Sie seine Zahnprothese. Ist er bewusstlos, dann befördern Sie ihn in stabile Seitenlage. Wenn er nicht atmet und Sie keinen Puls tasten, dann starten Sie sofort mit der Herzdruckmassage auf harter Unterlage.

Schaufensterkrankheit und Offenes Bein

Eine weitere häufige Spätfolge von Diabetes ist die Schaufensterkrankheit. Hierbei verkalken die Arterien im Becken und in den Beinen zusehends, werden enger und es kommt weniger sauerstoffreiches Blut im Gewebe an. Der Betroffene kann bei der Schaufensterkrankheit oder peripheren arteriellen Verschlusserkrankung keine längeren Strecken mehr gehen, ohne Schmerzen in Becken, Beinen, Waden oder Füßen zu verspüren. Er muss schmerzbedingt viele Pausen machen und bleibt deshalb oft vor Schaufenstern stehen – daher der Name. In dieser Ruhephase ist der Sauerstoffbedarf niedriger und deshalb hört der Schmerz langsam auf. Läuft der Betroffene weiter, geht's von vorne los.

Schmerzen beim Gehen – die Schaufensterkrankheit

Aber: Auch bei dieser möglichen Folgeerkrankung des Diabetes mellitus kann der Schmerz fehlen, wenn die Nerven bereits durch die Zuckererkrankung geschädigt sind. Das wird Ihr Hausarzt einmal im Quartal bei Ihnen untersuchen. Und zwar mit einer Stimmgabel, die meist am Großzehenballen aufgesetzt wird. Sie müssen dann angeben, ob und, wenn ja, wie lange Sie die vibrierende Stimmgabel spüren. Ergänzend wird er ein Plastikfädchen aufsetzen. Wenn sich das bei leichtem Druck des Untersuchers auf Ihrer Haut verbiegt, sollten Sie das spüren. Dann hat Ihr Fuß noch die ihn schützenden Empfindungsqualitäten.

Offenes Bein als Folge einer Gefäßverengung

In Folge der Durchblutungsstörung an den Beinen kann es auch zu schlecht heilenden Wunden und Geschwüren (»offenes Bein«, Ulcus cruris) kommen. Oft, aber nicht immer, befinden sich diese Hautdefekte, in denen sich beim Diabetiker auch gerne Bakterien ansiedeln, an Zehen, Ferse, im Bereich der Vorfußsohle, an der Schienbeinvorderkante oder an der Fuß- oder Sprunggelenkaußenseite. Je nach Schwere der Gefäßverengung wird die arterielle Verschlusskrankheit an den Beinen mit Tabletten, Aufdehnung des Gefäßes, Einsetzen einer Gefäßprothese oder mit einer Operation behandelt.

Aufgepasst

Wenn ein Bein plötzlich weiß ist und sehr stark wehtut, dann kann eine Arterie verschlossen sein. Das ist ein Notfall. Man muss sofort ins Krankenhaus.

Wenn die Nieren Schaden nehmen

Ist der Blutzucker ständig und das auch noch über einen langen Zeitraum zu hoch, dann werden die Gefäßwände der kleinsten Arterien dicker. Die Durchblutung wird schlechter, die Sauerstoff- und Nährstoffversorgung auch. Das ist auch bei diabetischen Nierenschäden der Fall.

Symptome eines diabetischen Nierenschadens

Die Nieren sind normalerweise kräftig durchblutet. Sie haben viele Blutgefäße. Erst wenn die Nieren schon stark geschädigt sind, treten die ersten Beschwerden auf. Zum Beispiel Wasseransammlung in den Beinen (Ödeme), Juckreiz, Gewichtszunahme, Übelkeit, Leistungsknick, Abgeschlagenheit. Auch die Hautfarbe kann sich etwas ändern, sie wird unter Umständen leicht gelb-braun.

Ihr Arzt merkt schon in einem früheren Stadium, wenn die Nieren beteiligt sind – aber nur, wenn Sie auch regelmäßig zu den Kontrolluntersuchungen gehen. Blutdruck, Blutuntersuchung zur Feststellung der aktuellen Nierenleistung und Urinuntersuchungen auf Eiweiß (Mikroalbuminurie) sind hier wichtig.

Um einen zuckerbedingten Nierenschaden so früh wie möglich zu entdecken, gibt es einen einfachen Farb-Schnelltest im Morgenurin. Sind die Nieren geschädigt, dann sind mit ihnen auch Herz und Augen in Gefahr.

Als Folge der Überzuckerung können aber auch die Wände der arteriellen Gefäßknäuel in den Nieren löchrig und brüchig werden. Sie gehen kaputt. In der Folge gehen wertvolle Eiweiße verloren, die Niere kann das Blut nicht mehr filtern. Stoffe, die eine normal funktionierende Niere ausscheidet, bleiben im Blut, sammeln sich an und schädigen den Körper.

Ist die Nierenschwäche bereits fortgeschritten, kommt es auch zum Mangel an roten Blutkörperchen, weil die kranke Niere nicht mehr genug eines für die Blutbildung wichtigen Wachstumshormons herstellen kann.

Jeder vierte Diabetiker erkrankt an Nierenschwäche

Experten gehen heute davon aus, dass etwa jeder vierte Diabetiker nach etwa zehn Krankheitsjahren eine zuckerbedingte Nierenschwäche hat.[2] Im Fall des Falles wird Ihr Arzt Ihnen bei den ersten Hinweisen einer diabetischen Nierenfunktionsstörung die Einnahme eines blutdrucksenkenden Präparates empfehlen. Denn da sind sich alle Experten einig: Umfangreiche wissenschaftliche Untersuchungen haben gezeigt, dass man so die Filterfunktion der Niere länger erhalten kann.

Tut man nichts, marschiert der Diabetiker in Richtung Dialyse. Bei der Blutwäsche wird das Blut außerhalb des menschlichen Körpers von den Substanzen befreit, die normalerweise über den Harn ausgeschieden werden. Die Filterfunktion der Nieren wird also von Geräten übernommen. Und das lebenslang. Die diabetische Nephropathie ist in Deutschland die häufigste Ursache eines dialysepflichtigen Nierenversagens. Eine mögliche Alternative ist dann nur noch eine Nierentransplantation.

Blutzucker und Blutdruck senken, um Nierenschäden vorzubeugen

Was Sie im Vorfeld selbst tun können, um den Nierenschaden zu verzögern? Eine ganze Menge: Runter mit dem Blutzucker in den Zielbereich, runter mit dem Blutdruck. Die Expertenmeinungen über »den richtigen Blutdruckwert beim Diabetiker« gehen zwar etwas auseinander. Aber im Prinzip liegen Sie mit einem Zielblutdruckwert zwischen 130/80 mmHg und 139/85 mmHg goldrichtig. Ist bei Ihnen bereits ein Nierenschaden bekannt, sollte der Blutdruck am besten zwischen 125/75 mmHg und 130/80 mmHg liegen.[3]

Schon gewusst?

Achten Sie auch darauf, nicht allzu viel Eiweiß zu essen – am besten etwa ein Gramm pro Kilogramm Körpergewicht am Tag. Gehen Sie sparsam mit Kochsalz um, sagen Sie dem Körperspeck den Kampf an, lassen Sie die Zigaretten weg und beäugen Sie jede Medikamenteneinnahme kritisch. Grippe- und fiebersenkende Erkältungsmittel, die Sie rezeptfrei in der Apotheke kaufen können, sind nicht ohne!

Das kann ins Auge gehen

Schäden an der Netzhaut (Retina) sind mit die häufigsten Folgen der Zuckerkrankheit (diabetische Retinopathie), deshalb sollten Sie regelmäßig zum Augenarzt gehen. Und zwar gleich, wenn bei Ihnen die Diagnose Diabetes festgestellt worden ist. Und danach mindestens einmal im Jahr.

Sehr viele Diabetiker leiden an Augenschäden

Die Untersuchung des Augenhintergrundes auf diabetesbedingte Veränderungen an sich ist nicht belastend, aber sehr wichtig, denn nach 15 Jahren Diabetes haben 90 % der Typ-1-Diabetiker und etwa jeder vierte Typ-2-Diabetiker einen zuckerbedingten Netzhautschaden.

Der Zuckerkranke merkt auch hier lange selbst nichts, denn die Netzhautschädigung entwickelt sich langsam. Sehstörungen wie verschwommen Sehen, verzerrte Bilder oder dunkle Flecken im Blickfeld treten erst auf, wenn die Augenkrankheit schon weit fortgeschritten ist. Sieht der Zuckerkranke plötzlich Lichtblitze, Rußregen oder in der oberen Gesichtsfeldhälfte einen horizontalen schwarzen Balken wie einen Vorhang – dann ab in die Augenklinik. Das kann eine Netzhautablösung sein, Erblindung droht.

Aufgepasst

Sehen Sie ganz viele sich bewegende schwarze Pünktchen wie ein Mückenschwarm vor Ihren Augen? Keine Sorge, das ist meist harmlos und tritt auch oft bei Nichtdiabetikern auf: Es passiert, wenn die gallertartige Masse des Glaskörpers flüssiger wird. Die Pünktchen sind Kristalle, die sich aus den

Inhaltsstoffen bilden können. Tritt das häufiger auf, sollten Sie zur Sicherheit zum Augenarzt gehen.

Fakt ist, dass Diabetes die häufigste Ursache nicht unfallbedingter Erblindung im Erwachsenenalter ist.[4] Diabetiker haben öfter als stoffwechselgesunde Menschen Entzündungen an den Augenlidern. Der Tränenfilm ist zuckerhaltiger und das ist ideal für Bakterien. Verstopfen die Augendrüsen, können sich Gersten- und Hagelkörner entwickeln.

Zehe für Zehe – die Füße sind gefährdet

Schmerzlos und gefährlich: Für jeden Schritt im Leben brauchen wir unsere Füße und die der Diabetiker sind besonders gefährdet. Deshalb ist auch größte Sorgfalt angeraten. Eine häufige Folgeerkrankung der Zuckerkrankheit ist das diabetische Fußsyndrom. Es entwickelt sich, wenn ständiger Überzucker im Blut vegetative und schmerzleitende Nerven abgetötet hat.

In der Folge pikst das Steinchen beim Barfußlaufen nicht, auch der enge Schuh drückt nicht mehr. Das ist tückisch, denn aus einer anfangs harmlosen Druckstelle kann sich später ein schmerzloses Geschwür entwickeln. Unbemerkt kann es schnell tiefer gehen und von Bakterien, Viren oder Pilzen besiedelt werden.

Zuckerfuß: Funktionsstörung des vegetativen Nervensystems

Ursache des Zuckerfußes, der häufigsten Komplikation des Diabetikers, ist meistens eine Funktionsstörung des vegetativen (unwillkürlichen) Nervensystems: Die Diabetikerhaut produziert nicht genug Schweiß, die Haut ist trocken. Sie reißt. Störungen der Durchblutung kommen häufig im weiteren Verlauf dazu.

Aufgepasst

Wenn die Füße nicht mehr fühlen können, heißt es, die Temperatur von Wasser oder Wärmflasche mit der Hand oder dem Thermometer zu kontrollieren. Denn wenn Sie nichts spüren, kann es leicht zu Verbrennungen und Wunden kommen. Barfußgehen sollten Sie nicht. Und bevor Sie Ihre Schuhe anziehen, sollten Sie mit der Hand hineinfahren und überprüfen, ob irgendetwas darin steckt, das beim Laufen drücken kann.

30 000 Amputationen pro Jahr als Folge des Diabetes

Die beim Diabetiker geschwächte Abwehr lässt Wunden oft nicht heilen. Auch unter Hornhautschwielen können sich Wunden verbergen, die in die Tiefe gehen und gefährlich sind. Weil sich gerade da auch gerne Erreger ansammeln und Gewebe, Muskeln und Knochen infizieren können. Im schlimmsten Fall kann die Amputation von einem Zeh oder auch mehr nötig werden. In Deutschland werden auch heute noch mehr als 30 000 Amputationen im Jahr beim diabetischen Fuß erforderlich.

Inspizieren Sie Ihre Füße regelmäßig und gründlich. Auch zwischen den Zehen. Jede Ritze. Von oben und von unten. Das geht am besten, wenn Sie einen Fuß auf dem Oberschenkel ablegen und einen Spiegel direkt neben die Fußsohle halten.
Waschen Sie Ihre Füße täglich. Sie baden sie lieber? Kein Problem, aber nicht länger als drei Minuten. Trocknen Sie die Füße mit einem weichen Handtuch sorgfältig ab. Zehe für Zehe. Cremen Sie sie gut ein, damit die Haut geschmeidig bleibt und nicht rissig wird. Die Hornhaut entfernen Sie am besten mit einem Bimsstein. Passen Sie auf, dass Sie sich beim Nägelschneiden nicht verletzen. Schneiden Sie die Nägel gerade ab, dann wachsen sie an den Seiten nicht ein. Wichtig ist auch, dass Sie Ihre Nägel nicht zu kurz schneiden.

Sorgfältige Pflege der Füße ist für Diabetiker besonders wichtig

Wenn die Haut rot-schuppig ist und juckt, könnte das Fußpilz sein. Suchen Sie Ihren Arzt auf und zeigen es ihm. Bei Problemen wird er Ihnen raten, in die Sprechstunde eines Fußspezialisten zu gehen. Zeigen Sie Ihrem Arzt auch kleine Verletzungen, Hühneraugen, Schwellungen und Rötungen und Blasen. Denn er hat den geschulten Blick dafür, wie gefährlich das für Sie ist und ob die Wunde tiefer geht.
Eine weitere Folge des Diabetes kann der sogenannte »Charcot-Fuß« sein. Funktionieren die Nerven durch den Überzucker nicht mehr, werden Knochen, Gelenke und Muskeln am Fuß zerstört. Im Verlauf sinkt das Fußgewölbe ein, der Fuß verliert seine Form und sieht plump und klobig aus. Der französische Neurologe Jean-Martin Charcot hat diesen »Charcot-Fuß«, wie er auch heute noch genannt wird, in der zweiten Hälfte des 19. Jahrhunderts zum ersten Mal beschrieben.

Manchmal sind orthopädisch maßgefertigte Schuhe angezeigt

Wird der Fuß eines Zuckerkranken plötzlich dick, rot und warm – und das noch, ohne wehzutun, ist Handeln angesagt. Es können die ersten Anzeichen der diabetischen Fußkrankheit sein. Auch hier ist sofort ein Spezialist aufzusuchen. Manchmal muss der Fuß in Gips gepackt werden, damit sich Knochen und Gewebe in Ruhe erholen können, manchmal muss auch operiert werden.

Später wird ein orthopädischer Schuh nach Maß angefertigt. Dafür wird heute oft eine elektronische Fußdruckmessung, die Pedographie, gemacht. Beim Gehen auf einer Matte wird hier der Druck an verschiedenen Stellen der Fußsohle elektronisch aufgezeichnet. Dann kann der Orthopädiemechaniker die Schuhe oder Einlagen wirklich auf den Punkt genau anfertigen. So können die besonders beanspruchten Regionen beim Laufen gezielt druckentlastet werden.

Manchmal spielen die Nerven verrückt

Etwa jeder zweite bis dritte Zuckerkranke hat nach zehn Jahren Diabetes eine Nervenbeteiligung (diabetische Polyneuropathie).[5]

Schleichender Nervenzerfall als Folge des Diabetes

Die Experten sind sich nicht sicher warum, denn auch bei optimaler Einstellung des Blutzuckers kann es dazu kommen. Wahrscheinlich werden die kleinen Arterien, die unsere Nerven mit Sauerstoff und Nährstoffen versorgen, regelrecht verzuckert. Auch schädigende Stoffwechselprodukte (Fettsäuren und Gewebshormone) sollen eine

Rolle spielen. Man nimmt an, dass dadurch die Nervenzellwände selbst und auch kleine Arterien in ihrer Struktur verändert werden. Bei schlechter Sauerstoffversorgung im Gewebe entstehen reaktionsfreudige Stoffe, die unsere Nerven stressen. Das alles sind langsam laufende Prozesse, die die Nerven schleichend und auf Dauer fortschreitend zerstören.

Die Palette an Symptomen, die eine Nervenbeteiligung nach sich ziehen kann, ist breit gefächert: Oft fängt es an den Füßen an. Warum? Vermutlich ist ein Nerv mit zunehmender Länge anfälliger.

Burning feet – Symptom des Nervenschadens

Die Patienten beschreiben Ameisenkribbeln, Taubheit oder plötzlich einschießende brennende Schmerzen an den Füßen (»brennende Füße« oder »burning feet«), seltener an den Händen. Und das meist – aber nicht immer – symmetrisch. Nachts ist es häufig schlimmer.

Manchmal tut bereits die bloße Berührung einer lockeren Bettdecke an der Haut weh. Der Nerv funktioniert also nicht mehr und gibt falsche Impulse an das Schmerzzentrum im Hirn weiter. Es gibt viele mögliche Therapieansätze: angefangen von feuchtkalten Umschlägen in leichten Fällen über elektrische Nervenstimulation, betäubende Salben, Vitamin-B-Präparate bis hin zur Behandlung mit Alpha-Liponsäure (zum Beispiel Thioctacid®). Letzteres gibt es als Infusionstherapie in die Vene und in Tablettenform. Allerdings übernimmt die Krankenkasse die Kosten nicht mehr.

Therapiemöglichkeiten bei Nervenschäden

Die elektrische Nervenstimulation mit dem TENS-Gerät kann man leicht selbst zu Hause machen. Die Abkürzung steht für **t**ranskutane **e**lektrische

Nervenstimulation, transkutan bedeutet über die Haut. Das Gerät bekommt der Patient meist von der Krankenkasse. Zur Behandlung der Nervenschäden kommen auch Schmerzmittel infrage und verschiedene andere Medikamente, die gleichzeitig gegen Depressionen, Angsterkrankungen oder Krampfanfälle wirken.

Neurologen können auch die Leitungsgeschwindigkeit der einzelnen Nerven messen. Aber: Selbst wenn sie (noch) normal ist, kann dennoch bereits ein Nervenschaden vorliegen.

Häufig ist auch das vegetative (unwillkürliche) Nervensystem beteiligt. Eine derartige Erkrankung ist oft nur schwer festzustellen. Schädigungen der das Herz versorgenden Nerven können sich durch einen hohen Ruhepuls, eine Anpassungsstörung des Herzschlags an Belastungssituationen oder eine fehlende Anpassung an den Tagesrhythmus zeigen. Auch die normale Blutdruckregulation kann beeinträchtigt sein. Das kann sich zum Beispiel bemerkbar machen, wenn man aufsteht und sich dann plötzlich alles dreht.

Nervenschäden können sich auch durch Übelkeit zeigen

Zuckergeschädigte Nerven können auch den Magen regelrecht lahmlegen. Dann funktioniert der Transport des Nahrungsbreis nicht mehr, Übelkeit und Brechreiz folgen, weil der Magen sich nicht entleert. Deshalb kann es auch trotz des Essens später zum Unterzucker kommen. Sind die Nerven betroffen, die den Darm versorgen, kommt es zu Durchfällen im Wechsel mit Verstopfung. Blasenentleerungsstörungen, Infekte der Harnwege und Erektionsstörungen sind mögliche Symptome, wenn die Nervenfunktion von Harn- und Geschlechtsorganen gestört ist.

Die Last mit der Lust

Ein wichtiges Thema: Diabetes und Sexualität. Wenn es im Bett nicht so klappt, wie Sie es sich vorstellen, sprechen Sie Ihren Arzt an. Er hat Verständnis. Vielleicht sogar aus eigener Erfahrung, dass der Körper eben nicht immer »sofort auf Knopfdruck« funktioniert. Sexualstörungen sind häufig und das nicht nur bei Diabetikern.

Häufige Spätfolge: Sexualstörungen

Wenn nötig, wird Ihr Arzt Sie zum Spezialisten überweisen. Vielen Betroffenen kann geholfen werden. Sprechen Sie zuerst offen und in Ruhe mit Ihrem Partner über das Thema Sexualität. Über Lust und Lustkiller. Über das, was Sie und Ihr Partner sich wünschen, und auch darüber, was für Sie gar nicht geht. Sexualität genießen – da sind so viele Dinge mit im Spiel, die sich erst wie ein Mosaik als Ganzes zum Glück im Bett zusammenfügen. Manchmal sind es Kleinigkeiten, mit denen man wieder frischen Wind in die körperliche Zweisamkeit bringen kann.

Natürlich sind nicht zuletzt intakte Nerven, Gefäße und Geschlechtsorgane wichtig. Beim Mann stehen Erektionsprobleme und nachlassendes sexuelles Verlangen im Vordergrund. Im Verlauf der Zuckerkrankheit leidet etwa jeder zweite Mann unter sexuellen Störungen. Bei der Frau spielen ebenfalls nachlassende Libido, Orgasmusstörungen und Schmerzen beim Geschlechtsverkehr eine Rolle. Umfragen zufolge hat immerhin jede dritte Diabetikerin mit diesen Problemen zu tun.

Fragebögen können das Gespräch mit Ihrem Arzt erleichtern

Wenn Sie nicht explizit darüber sprechen wollen, wo es hakt, aber möchten, dass das Thema beim Arztbesuch auf den Tisch kommt: Für Frau und Mann gibt es Fragebögen zur sexuellen Gesundheit.[6] Vielleicht fällt es Ihnen leichter, diesen vor dem nächsten Termin in der Praxis auszufüllen und vorzulegen. Ihr Arzt weiß dann schon, worum es im Detail geht. So kann beiden Seiten der Einstieg ins Gespräch möglicherweise besser gelingen.

Galle, Zähne, Schilddrüse – weitere mögliche Folgeschäden

Sie gelten zwar nicht als klassische Begleiterkrankungen bei Diabetes, dennoch sollte man dran denken und – falls die Diagnose Diabetes nicht bekannt ist – nachschauen, ob das Blut nicht eine Spur zu süß ist. Zum Typ-1-Diabetes gesellt sich manchmal eine bestimmte Form der Schilddrüsenentzündung: Bei Hashimoto-Thyreoiditis liegt meist eine Unterfunktion vor, die eine Schilddrüsenhormoneinnahme erforderlich macht.

Hashimoto und Diabetes treten häufig gemeinsam auf

Im Duo mit Typ-1-Diabetes haben Frauen häufiger gutartige Gewebsveränderungen in den Brüsten (diabetische Mastopathie). Zuckerkranke Frauen haben auch häufiger Pilzinfektionen der Scheide. Außerdem haben Diabetiker dreimal häufiger Gallensteine als Gesunde. Experten begründen das vor allem mit dem Übergewicht vieler Zuckerkranker.[7]

Wenn bereits im mittleren Lebensalter eine Augenlinsentrübung (grauer Star) auftritt oder sich an den Handinnenflächen im Sehnenverlauf dicke Knoten und Stränge bilden (Morbus Dupuytren), auch dann sollte das Blut in Sachen Zuckergehalt unter die Lupe genommen werden.

Das Risiko für Parodontitis steigt signifikant

Nicht zuletzt ist auch der Check beim Zahnarzt wichtig: denn Diabetiker haben im Vergleich zum Stoffwechselgesunden ein etwa dreifach höheres Risiko für Entzündungen des Zahnhalteapparats (Parodontitis).[8] Schwelt diese Entzündung unerkannt im Mund vor sich hin, kann die Diabeteseinstellung schwierig sein, weil der Zucker rauf und runter geht.
Umgekehrt kann die Parodontitis selbst auch die Ursache sein, dass ein vorher noch normaler Blutzucker entzündungsbedingt in die Höhe schießt. Die Zahnbettkrankheit begünstigt also die Zuckererkrankung.

Schon gewusst?

Der regelmäßige Zahnarztbesuch lohnt sich: Diabetiker mit guter Mundgesundheit haben im Schnitt immerhin drei eigene Zähne mehr als schlecht versorgte.

Anhang

Anmerkungen

Vorwort

[1] Die Bestandsaufnahme Deutscher Diabetesbericht 2011, vorgelegt von diabetesDE, www.diabetesde.org

Einleitung

[1] www.deutsche-diabetes-gesellschaft.de/, Pressemitteilung vom 28.9.2012

Diabetes: Ursachen und Typen

[1] »Kaiserschnitt erhöht bei Kindern das Diabetesrisiko«, Ärzte Zeitung 12.3.2012
[2] Diabetologia 2011; Volume 54,10 (2011), 2533–2537, DOI 10.1007/S00125-011-2254-X
[3] Erhöhtes Diabetes-Risiko bei täglichem Wurstverzehr, www.springermedizin.de, 3.9.2012

[4] Update Diabetes 19.7.2012, springermedizin.de, basierend auf: Van Woudenbergh GJ et al., Meat Consumption and Its Association With C-Reactive Protein and Incident Type 2 Diabetes. The Rotterdam Study. Diabetes Care 2012; 35: 1499–1505, referiert in: http://care.diabetesjournals.org/content/35/7/1499.abstract
[5] JAMA 2011; 305: 2448, Publ Health Nutr 2011; 14: 1563, Ärzte Zeitung, 6.4.2012. »Naschen vor der Glotze macht krank«
[6] »Nach Gestationsdiabetes – Jede Zweite bekommt Typ-2-Diabetes«, Ärzte Zeitung, 3.9.2012
[7] Kleinwechter H et al., Gestationsdiabetes mellitus (GDM). Diabetologie 2011; 6: 290–328
[8] Rote Liste 2011 (z. B. Moxifloxacin-Nebenwirkung)
[9] Arch Intern Med. 2012; 172: 144
[10] Das »Sonnenvitamin« als Risikoindikator. Niedrige Vitamin-D-Spiegel und Volkskrankheiten wie Diabetes mellitus hängen offenbar zusammen, Ärzte Zeitung, 20.2.2012

Diabetes erkennen und diagnostizieren

[1] Ärzte Zeitung, 20.3.2012, »Macht Plastikspielzeug dick?«
[2] http://cordis.europa.eu/fetch?CALLER=DE_NEWS&ACTION=D&SESSION=&RCN=34757
[3] Vgl. zu Risikofaktoren auch: National Institute of Diabetes and Digestive and Kidney Diseases, http://diabetes.niddk.nih.gov/dm/pubs/riskfortype2/index.aspx 4.
[4] Deutsche Risikochecks z. B. Deutsches Institut für Ernährungsforschung (DIfE), Deutscher Diabetes-Risiko-Test®, www.dife.de oder: GesundheitsCheck Diabetes FINDRISK der Deutschen Diabetes Stiftung: diabetes-risiko.de/diabetes-risikotest.html
[5] Diagnostische Richtwerte zur Feststellung eines Diabetes mellitus (American Diabetes Association und Leitlinien der Deutschen Diabetes Gesellschaft)

6 Kerner W, Brücke J, Definition, Klassifikation und Diagnostik des Diabetes mellitus Diabetologie 2011; 6: S. 107–110
7 http://myparadigm.eu/DE/Units.htm
8 Deutsches Ärzteblatt 2009, 106, (33): A-1633/B-1401/C-1369 sowie Deutsche Diabetes Gesellschaft 2006: Blutzuckerkontrolle – Neue Standards in der Diabetes-Therapie

Was Sie selbst gegen Diabetes tun können

1 vgl. Mehnert, »Die Personenwaage ist wichtiger als die Küchenwaage«. Ärzte Zeitung, 27.9.2012
2 Vgl. www.lilly-diabetes.de/patienten/besser-leben-mit-diabetes/gesund-ernaehren.html
3 Vgl. Dt. Diabetes-Zentrum (DDZ), diabetes-heute.uni-duesseldorf.de
4 »Gefährliche Sucht«, in Ärzte Zeitung, 17.10.2012
5 Langfassung der Leitlinie »Ernährungsempfehlungen zur Behandlung und Prävention des Diabetes mellitus«, AWMF online, Registernummer 057-001
6 Privatdozent Helmut Walter, Diabetologe/Nephrologe, Klinikum Nürnberg, Experten In Dialog, 3.12.11
7 Diabetes mellitus – Nicht jeder Adipöse ist gefährdet, Deutsches Ärzteblatt Heft 29–30, 23.7.2012
8 InFo Diabetologie 2011/4, publiziert am: 4.10.2011, Autor: Prof. Dr. med. Peter E. H. Schwarz (Universität Dresden). Quelle: Info Diabetologie 2011; 5 (4): 17, basierend auf: Dwyer T, Ponsonby AL, Ukoumunne OC, et al., Association of change in daily step count over five years with insulin sensitivity and adiposity: population based cohort study. Bmj.342:c7249. doi: 10.1136/bmj.c7249.
9 Wen Ch P, Man Wai J P, Tsai M K, et al., Minimum amount of physical activity for reduced mortality and extended life expectancy: a prospectiv cohort study. Lancet 2011; 378: 1244–1253 und Nigam A, Juneau M, Suirvival benefit associated with low-level physical

activity. Lancet 2011; 378: 1202–1203. Quelle 30 und 31: Deutsches Ärzteblatt, Heft 7, Jahrgang 109, 17.2.2012

10 Lancet 2012, online, 18. Juli, »Trägheit – weltweiter Schädling«, in: Ärzte Zeitung, 19.7.2012

11 Ärzte Zeitung, 27.2.2012: Sport bringt Diabetiker auf Trab

12 Andersen ZJ, et al., Diabetes Incidence and Long-Term Exposure to Air Pollution. Diabetes Care 2012; 35: 92–98, referiert in: http://care.diabetesjournals.org/content/35/1/92.full.pdf

13 PLoS One, 9. Februar 2012, in: Ärzte Zeitung, 10.2.2012

14 www.diabetes-programm-koeln.de/Teilnehmer-Sicherheit.html

15 www.my-diabetes.de/schulung

16 Matthaei S, et al., Medikamentöse antihyperglykämische Therapie – Diabetologie 2009, 4: 32–64

Der nächste Schritt: Tabletten und Spritzen

1 PharmaWiki, 18.3.2011

2 Stand Oktober 2012, Sitagliptin ist in Kombination mit Insulin zugelassen.

3 Bundesinstitut für Arzneimittel und Medizinprodukte, Rote-Hand-Brief vom 8.3.2012 zu Saxagliptin (Onglyza®)

4 Publiziert am: 21.9.2011 16:00, Autor: Dr. med. Dirk Einecke, Quelle: springer medizin.de, basierend auf: Lamanna C, et al., Dipeptidyl peptidase-4 inhibitors and cardiovascular events: A protective effect?, 47. Jahrestagung der EASD (European Association for the Study of Diabetes), Lissabon, September 2011, Abstract 244

5 Newsletter für Mitglieder, Ausgabe 4/12, Diabetologen eG, Hessen

6 www.arznei-telegramm.de/html/2009_09/0909080_01.html

7 www.akdae.de/Arzneimittelsicherheit/Bekanntgaben/20110513.html

8 Deutsches Ärzteblatt, EMA lässt umstrittenes Diabetesmedikament zu, Freitag, 20. April 2012 (Seite 408), und Diabetes-Therapie bald in der Niere?, Ärzte Zeitung, 26.4.2012

9 http://tu-dresden.de/die_tu_dresden/fakultaeten/medizinische_fakultaet/inst/arzneimittelberatungsdienst/beratung/nahrungsergaenzungsmittel/02_07_zimt_bei_diabetes_html

10 Stellungnahme der DDG zur Verwendung von Zimt und anderen pflanzlichen Produkten als Antidiabetika bei Typ-2-Diabetes, Statement_12_2004.doc

11 »Zehn Zimtsterne pro Woche sind für Kleinkinder genug«, Ärzte Zeitung, 13.12.2006

12 Diabetesrisiko bei hohem Kaffeekonsum verringert, Ärzte Zeitung, 28.2.2012, Journal of Clinical Nutrition 2012, 95:1

13 Update Diabetes 19.7.2012, springermedizin.de, basierend auf: Chuengsamarn S, et al., Curcumin Extract for Prevention of Type 2 Diabetes. Diabetes Care 2012; online 6. Juli; doi: 10.2337/dc12-0116, referiert in: http://care.diabetesjournals.org/content/early/2012/07/02/dc12-0116.abstract

14 Phyto-Forum – Heilmittel seit Jahrtausenden: Ginseng, Ärzte Zeitung, 5.3.2012

15 Report Naturheilkunde – Zeitschrift, August 2007 (Facharbeit für die Paracelsus Schule Tübingen, Elisabeth Burandt), www.diabetes-ernaehrung.ch/cgi-bin/db.cgi?db...uid

16 SpringerMedizin Patienteninformation, Natürlicher Süßstoff, Macht Stevia das Leben leichter?, Ärzte Zeitung, 4.4.2012

17 www.diabetes-ratgeber.net, Entwicklungsländer: Bittergurken gegen Diabetes?, 1.12.20011

18 Hülsenfruchte senken Blutzuckerspiegel/Pflanzenstoff hilft Mäusen gegen Diabetes, Focus, 17.4.2011; Senkt Süßholzwurzel den Blutzucker?, www.diabetes-ratgeber.net, 23.4.2012

Die Insulintherapie

1 Professor Dr. med. Hellmut Mehnert, Forschergruppe Diabetes e.V., 82152 Krailling; »Diabetes-Technologie – Innovation und Forschung«, Der Allgemeinarzt, 6/12, Seite 47

[2] Pharmazeutische Zeitung, Ausgabe 27/2009, »Insulin Glargin in der Diskussion« und Arznei-telegramm®, 3.7.2009, Vorsicht Desinformation: Krebsverdacht zu Insulin Glargin (LANTUS) durch Sicherheitsstudie entkräftet?

[3] Basalinsulin: Neutraler Effekt auf Herzinfarkt und Krebs, ORGIN-Studie, Ärzte Zeitung, 12.6.2012

[4] http://www.nada-bonn.de/

[5] Matthaei S, et al., Behandlung des Diabetes mellitus Typ 2, Diabetologie 2011; 6: S. 131–136, DDG Praxisempfehlung

[6] DDG-Kongress: Leitlinien-Pläne sorgen für Zündstoff, Ärzte Zeitung, 16.5.2012 (Positionspapier der American Diabetes Association und European Association for the Study of Diabetes vor Beginn der DDG-Jahrestagung in Stuttgart)

[7] DDG, Evidenzbasierte Leitlinien (Gültig bis mind. 9/2014), S. 13, Therapie des Diabetes mellitus Typ 1, S. 16

Die Blutzuckermessung

[1] FreeStyle Navigator® (seit Mai 2008, Hersteller Abbott Diabetes Care)

[2] Pressemitteilung Deutsche Diabetes Gesellschaft, 28.11.2011

[3] Kellerer M, Matthaei S, Diabetologie und Stoffwechsel: Therapie des Typ-1-Diabetes, Oktober 2011

[4] Blutzuckerselbstkontrolle mit Qualität und Struktur, Professor Dr. med. Stephan Jacob, Villingen-Schwenningen, 27.6.2012, Nürnberg, Pri-Med-Special: Diabetes und andere Volkskrankheiten

Leben mit der Zuckerkrankheit

1 Vgl.: American Diabetes Organization: Complete Guide to Diabetes, 5th edition, 2011, S. 386f.
2 Vgl.: www.aerztezeitung.de/medizin/krankheiten/neuro-psychiatrische_krankheiten/depressionen/article/507363/gezielt-nach-depressionen-fragen-diabetikern-besonders-wichtig.html?sh=15&h=-1261963415
3 www.diabetes-heute.uni-duesseldorf.de/wasistdiabetes/index.html?TextID=1812
4 www.aerztezeitung.de/medizin/krankheiten/diabetes/article/809003/sollten-diabetiker-urlaubsreisen-beachten.html
5 www.gemeinsam-geht-es-leichter.de
6 Vgl. zu diesem Kapitel auch: Finck H, Verkehrsmedizinische Aspekte bei Diabetes Mellitus, Fahrtauglichkeit und Kraftfahrereignung. In: Der Diabetologe, 7/2009, Springer Medizin, Heidelberg, S. 514f.
7 Vgl. auch www.diabetes-und-recht.de/fuehrerschein/
8 Quelle: Dt. Verkehrs-Sicherheitsrat

Folgeerkrankungen und Spätschäden

1 Professor Winfried Randerath, Krankenhaus Bethanien in Solingen, »Schlafstörungen bei Patienten mit metabolischen Erkrankungen«, Internistenkongress Wiesbaden 2012, Ärzte Zeitung, 17.4.2012
2 Herold 2011, S. 698: 1.2.1. Diabetische Nephropathie
3 »Hochdruckliga hat ihre Leitlinien aktualisiert«. Ärzte Zeitung, 4.7.2012; »Empfehlung der europäischen Hochdruckgesellschaft«, Ärzte-Zeitung, 17.9.2012
4 Herold 2011, S. 699, 1.2.2. Diabetische Retinopathie
5 Herold 2011, S. 700, 1.2.3 Diabetische Neuropathie
6 Fragebogen zur sexuellen Gesundheit beim Mann (IIEF-5, International Index of Erectile Function, www.maennergesundheit.info/

pdf/Fragebogen-IIEF-Domain.pdf), STEFFI/Fragebogen für Störungen der Sexualität bei Frauen, FRED/Fragebogen für Erektionsstörungen, (ISG Informationszentrum für Sexualität und Gesundheit e.V.), www.isg-info.de/wissenswertes/teste-dich-selbst.html, www.isg-info.de/wissenswertes/glossar/frauen-sexualität.html

7 »Diabetes erhöht Gefahr für Gallensteine«, Berufsverband Deutscher Internisten e.V., Internisten im Netz, 4.8.2008

8 »Parodontose-Check bei Diabetes wichtig«, Ärzte Zeitung, 23.2.2011 und Dr. Dietmar Oesterreich, Bundeszahnärztekammer, Pressemeldung Bundeszahnärztekammer 2008

Serviceadressen

Deutsche Diabetes-Gesellschaft
Reinhardtstr. 31
10117 Berlin
info@ddg.de
www.deutsche-diabetes-gesellschaft.de

Deutscher Diabetiker Bund e. V.
Goethestrasse 27
34119 Kassel
info@diabetikerbund.de
www.diabetikerbund.de

Deutsche Diabetes-Stiftung
Staffelseestr. 6
81477 München
info@diabetesstiftung.de
www.diabetesstiftung.de

mediaspects GmbH
Lohnerhofstr. 2
78467 Konstanz
contact@mediaspects.de
www.diabetes-forum.de
www.diabetes-und-recht.de

Kompetenznetz Diabetes mellitus
Ingolstädter Landstr. 1
85764 Neuherberg
info@kompetenznetz-diabetes-mellitus.net
www.kompetenznetz-diabetes-mellitus.net/

Informationen und Kontakte zur Selbsthilfe in Deutschland:
NAKOS
Nationale Kontakt- und Informationsstelle zur Anregung und Unterstützung von Selbsthilfegruppen
Otto-Suhr-Allee 115
10585 Berlin
selbsthilfe@nakos.de
www.nakos.de

Österreichische Diabetes Gesellschaft
Währingerstrasse 76/13
1090 Wien
office@oedg.at
www.oedg.org

Verein Aktive Diabetiker Austria
Mittersteig 4/21
1050 Wien
office@aktive-diabetiker.at
www.aktive-diabetiker.at

Schweizerische Diabetesgesellschaft
Generalsekretariat
Rütistrasse 3 A
5400 Baden
sekretariat@diabetesgesellschaft.ch
www.diabetesgesellschaft.ch

Glossar

Body-Mass-Index (BMI)

Der BMI wird nach folgender Formel berechnet:
BMI = Körpergewicht (in kg) / [Körpergröße (in m) x Körpergröße (in m)]
Der Normalbereich beträgt für Frauen: 19–24 kg/m^2, für Männer: 20–25 kg/m^2. Liegt der BMI unter 19 kg/m^2 bzw. 20 kg/m^2 bedeutet das: Untergewicht. Bei einem BMI über 24 kg/m^2 bzw. 25 kg/m^2 besteht Übergewicht. (vgl. www.lilly-pharma.de/gesundheit/diabetes/glossar.htm; www.diabetes.hexal.de/fachbegriffe/)

Diabetes Typ 1

Tritt vorwiegend im jugendlichen Alter auf, aber auch bei Erwachsenen. Die insulinproduzierenden Zellen der Bauchspeicheldrüse werden durch einen Autoimmunprozess zerstört. Das bedeutet: Körpereigene Zellen werden vom Immunsystem angegriffen, weil sie als »fremd« erkannt worden sind. Aus diesem Grund kann die Bauchspeicheldrüse kein oder nur sehr wenig Insulin produzieren. Typ-1-Diabetiker müssen lebenslang Insulin spritzen.

Diabetes Typ 2

Der Körper reagiert nur noch ungenügend auf die körpereigene Insulinausschüttung. Im Anfangsstadium dieser Diabetesform produziert die Bauchspeicheldrüse oft nicht genug zuckersenkendes Hormon. Im weiteren Verlauf macht die Drüse schlapp, die Insulinproduktion sinkt. Die Folge: Insulin fehlt und/oder wirkt nicht. Der Blutzucker steigt. Diabetes ist oft mit Übergewicht und anderen Erkrankungen wie Bluthochdruck und Fettstoffwechselstörungen verbunden. Tritt vorwiegend bei Erwachsenen auf, wird aber in den letzten Jahren vermehrt auch bei Jüngeren und Kindern entdeckt.

Diabetische Nephropathie
Die Nieren funktionieren nicht mehr richtig, weil es als Folge von Diabetes zu Veränderungen an den Nierengefäßen gekommen ist. Die Niere kann das Blut dann nicht mehr filtern. Im Extremfall droht völliges Nierenversagen.

Diabetische Polyneuropathie
Weil der Blutzucker auf Dauer schlecht eingestellt ist, kommt es zu Veränderungen an den Gefäßen und Nerven. Häufig sind die Nervenbahnen in den Beinen betroffen. Taubheitsgefühle und Kribbeln sind die Folge, Schmerz wird vermindert wahrgenommen.

Diabetische Retinopathie
Die Netzhaut ist geschädigt, weil es zu Veränderungen an den feinen Blutgefäßen des Auges gekommen ist. Das tut nicht weh, weil es in der Netzhaut keine Nerven für Schmerzempfinden gibt. Unbehandelt kann es zur Erblindung kommen.

Diabetischer Fuß
Nerven- und Gefäßschäden als Folge von Diabetes haben die Versorgung des Gewebes verringert. Deshalb lässt das Schmerzempfinden nach. Es können sich Geschwüre bilden, die wegen der

verminderten Durchblutung des Fußes nur schwer abheilen. Gewebe kann absterben, es besteht Infektionsgefahr.

Diabetisches (hyperglykämisches) Koma

Bewusstlosigkeit, ausgelöst durch eine Stoffwechselentgleisung mit sehr hohem Blutzuckerspiegel und schwerem absoluten oder relativen Insulinmangel. Die Ausatmungsluft der Betroffenen mit Typ-1-Diabetes riecht nach Obst. Sofortige ärztliche Behandlung ist dringend erforderlich. Das diabetische Koma wird vom Arzt mit Insulin und Infusionen behandelt.

Gestationsdiabetes (Schwangerschaftsdiabetes)

Schwangerschaftshormone (etwa Östrogen) führen zu einer Erhöhung des Blutzuckerspiegels. Dadurch wird die Wirkung des Insulins herabgesetzt. Gestationsdiabetes verschwindet meist wieder nach der Entbindung.

Glucose

Traubenzucker; Baustein der Kohlenhydrate, kommt in vielen Nahrungsmitteln vor. Kohlenhydratreich sind u.a. Brot, Nudeln, Reis, Kartoffeln und Mais. Traubenzucker ist leicht verdaulich, kann vom Körper direkt zur Energiegewinnung genutzt werden. Bei der Blutzuckerbestimmung wird der Glucosespiegel im Blut gemessen.

Glucagon

Ein Hormon, der Gegenspieler des Insulins: Glucagon erhöht den Blutzuckerspiegel, Insulin senkt ihn ab. Als Folge der Ausschüttung von Glucagon werden die Zuckerspeicher geleert. Zugleich wird die Herstellung von Glucose in der Leber angeregt. Bei schwerem Unterzucker kann es direkt unter die Haut oder in die Muskeln gespritzt werden.

HbA1c

Blutzuckerlangzeitwert, informiert über den Anteil des Hämoglobins (roter Blutfarbstoff) im Blut, der mit Zucker beladen ist. Dieser Wert wird als Marker für die Qualität der Blutzuckereinstellung verwendet und gibt grobe Auskunft über die Stoffwechsellage der letzten zwei bis drei Monate.

Hyperglykämie

Der Glucosespiegel im Blut ist zu hoch. Kann zu allgemeinem Schwächegefühl oder Übelkeit führen. Starker Durst, häufiges Wasserlassen. Gefahr: diabetisches Koma (s. o.).

Hypoglykämie

Der Glucosespiegel im Blut ist zu niedrig. Kann zu Schweißausbrüchen und Schwächegefühl führen, Bewusstseinseintrübung, Gefahr: hypoglykämischer Schock.

Insulin

Ein Hormon, das in der Bauchspeicheldrüse (in den sogenannten Langerhans-Inseln) produziert wird. Es schleust den Zucker aus dem Blut in die Körperzellen und bremst den Fettabbau.

Insulinpumpe

Das Insulin wird durch eine kontinuierliche Infusion von kurzwirksamem Insulin unter die Haut gespritzt. Bei Diabetikern, für die diese Therapie infrage kommt, kann so der Blutzucker besser eingestellt werden.

Insulinresistenz

Der Körper reagiert nur unzureichend auf Insulin, das im Blut vorhanden ist.

Kohlenhydrateinheit

Hilfsmittel, damit Menschen mit Diabetes die Möglichkeit haben, die Gewichte und Portionsgrößen kohlenhydrathaltiger Mahlzeiten – auch ohne Waage – schätzen zu können. Eine Kohlenhydrateinheit (Broteinheit) sind 10–12 g verwertbarer Kohlenhydrate. Das entspricht ungefähr einer kleinen Scheibe Brot.

Pen

Das englische Wort »Pen« bedeutet »Stift«. Pens sind Injektionshilfen, mit denen Diabetiker ihr Insulin spritzen. Es gibt rund 20 verschiedene Modelle von mehreren Herstellern. Der Pen wird mit einer Insulinpatrone befüllt, mit dem Daumen erfolgt dann die Auslösung und das Insulin wird unter die Haut befördert. Das Auslösen des Injektionsknopfes ist unterschiedlich schwer, es gibt auch Modelle, bei denen die Injektion halb- oder vollautomatisch funktioniert.

Schlaganfall

Jeder fünfte Schlaganfallpatient hat einen Diabetes mellitus. Dauerhaft zu hohe Blutzuckerwerte schädigen die Blutgefäße, sie verkalken, werden brüchig und enger. Meist verkalkt die Arterie so stark, dass kein sauerstoffreiches Blut mehr fließen kann. Manchmal platzt sie aber auch und es kommt zur Hirnblutung. Wenn das Gehirn dann nicht mehr richtig durchblutet wird, können plötzlich verschiedene Funktionen des zentralen Nervensystems ausfallen und die Zellen absterben. Diabetiker haben oft auch einen zu hohen Blutdruck und/oder zu hohe Blutfettwerte – dann erhöht sich das Schlaganfallrisiko.

Zucker

Mit diesem Wort wird zum einen in der Umgangssprache die Zuckerkrankheit bezeichnet. Zucker ist zum anderen aber auch die Kurzbezeichnung für den Rohr- oder Rübenzucker (Saccharose) und schließlich Oberbegriff für Kohlenhydrate, etwa Traubenzucker oder Fruchtzucker.

Register